LA SCIENCE

DE

LA TRANSPIRATION

DES MAINS CHAUDES

LE DIABÈTE A VICHY

PAR

LE DOCTEUR COLLONGUES

PARIS

LIBRAIRIE J.-B. BAILLIÈRE ET FILS

19, RUE HAUTEFEUILLE, PRÈS DU BOULEVARD SAINT-GERMAIN

1883

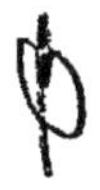

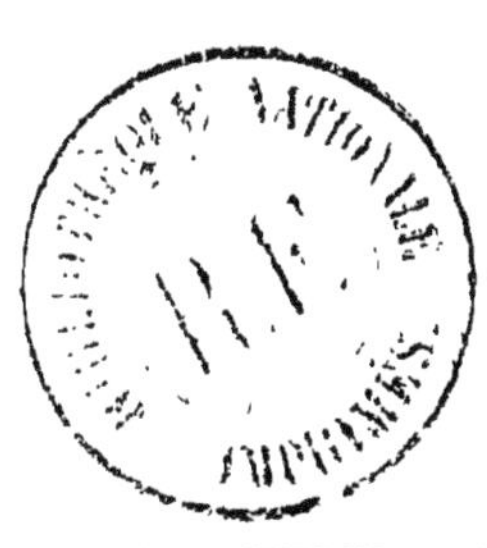

LA SCIENCE

DE

LA TRANSPIRATION

DES MAINS CHAUDES

LE DIABÈTE A VICHY

OUVRAGES DU MÊME AUTEUR

Traité de dynamoscopie, ou de l'appréciation de la nature et de la gravité des maladies, par l'auscultation des doigts de la main. Paris, 1862, un vol. in-8 de 307 pages.

De la constatation des décès par la disparition lente et graduelle du bourdonnement à la surface du corps après la mort. Paris, 1858, in-8.

De l'étude du bourdonnement appliquée à la physiologie. Paris, 1859, in-8.

De l'étude du bourdonnement au bout des doigts, appliquée à l'hémorragie cérébrale ou apoplexie. Paris, 1869, in-8.

Le livre des malades à Vichy. Nice, 1868.

Notice sur les quantités d'eau minérale qu'il convient de boire pendant et après la saison de Vichy; leur meilleur mode d'administration et le régime alimentaire à suivre chez soi, après le traitement thermal. Vichy, 1871, in-8.

Le climat de Vichy. 1871, in-16.

Le bioscope appliqué à la Physique, à la Botanique, à l'étude des Eaux minérales, à la Physiologie, à la Pathologie et à la Médecine légale. Paris, 1876, in-8.

Le bioscope appliqué à la mesure des fonctions de la sécrétion cutanée. Paris, 1876, in-8.

De l'hygrodermométrie physiologique et clinique dans ses rapports avec la richesse et la pauvreté du sang. Paris, 1876, in-8.

Des merveilleux effets de la Grande-Grille sur le rétablissement de l'équilibre normale des forces vitales organiques pendant le traitement thermal de Vichy.

Nouveau traitement antibilieux par les Pilules laxatives au Sels de Vichy. Nice, 1878.

Des eaux de Vichy, de la bile et du foie. 1878, in-8.

Traitement approprié à chaque malade d'après l'état d'humidité de ses mains chaudes à 34°.

Guide de la santé. Pilules Collongues aux sels de Vichy. Vichy.

Spécialité de consultations médicales d'après la force vitale et le vitalisme des mains.

Méthode dermométrique du Dr Collongues, pour démontrer mathématiquement que les eaux de Vichy bues aux sources de Vichy ont un pouvoir dynamique extraordinairement fortifiant, équilibrant, stimulant-digestif et très rarement affaiblissant.

INSTRUMENTS DE MÉDECINE INVENTÉS PAR L'AUTEUR

Dynamoscope (pour la perception des vibrations dans les tissus vivants).

Nécroscope (pour la constatation des décès).

Diapason dynamoscopique (mesure-type des vibrations dans les tissus vivants).

Pneumoscope (Appareil reproducteur de tous les bruits et râles de l'auscultation de la poitrine, pour faciliter et enseigner promptement aux élèves en médecine cette branche de la science). Découverte couronnée par la Faculté de Paris, en 1867.

Le bioscope ou hygrodermomètre.

Mémoire sur la découverte du bioscope concourant pour prix d'Ourches, 1871-1872. *(Archives de l'Académie de Médecine.)*

LYON, — IMPRIMERIE PITRAT AINÉ, RUE GENTIL, 4.

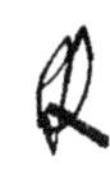

LA SCIENCE

DE

LA TRANSPIRATION

DES MAINS CHAUDES

LE DIABÈTE A VICHY

PAR

LE DOCTEUR COLLONGUES

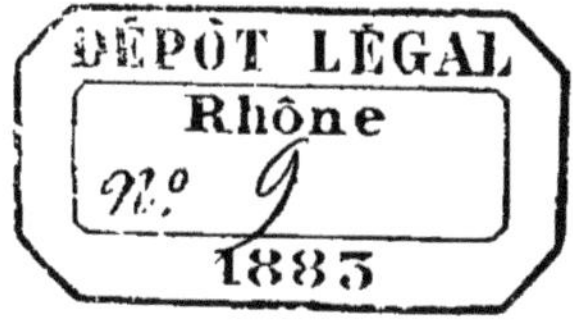

PARIS
LIBRAIRIE J.-B. BAILLIÈRE ET FILS
19, RUE HAUTEFEUILLE, PRÈS DU BOULEVARD SAINT-GERMAIN

1883

LA SCIENCE

DE

LA TRANSPIRATION

DES MAINS CHAUDES

LE DIABÈTE A VICHY

DÉFINITION

La science des mains chaudes, ayant pour point de départ la quantité de transpiration des mains et sa répartition générale et locale, est un mode d'exploration médicale, institué par nos découvertes sur les fonctions de la peau, dans le but d'apprécier la richesse et la pauvreté du sang et des forces dans l'organisme en action.

NOTIONS PRÉLIMINAIRES

La présence constante de la vapeur d'eau cutanée du travail de sécrétion des mains chaudes est démontrée par la moiteur, la transpiration ou la sueur des mains, et par l'augmentation en poids qu'éprouvent certaines substances absorbantes hygrométriques lorsqu'elles sont en présence de l'évaporation cutanée.

Les mains humides ont plus ou moins cette évaporation à son maximum de saturation, et on désigne cet état sous le nom de *moiteur*, *transpiration*, *perspiration* ou *sueur*.

Les mains sèches ont cette évaporation à l'état latent, insensible ou invisible ; mais il est possible de s'en rendre compte et d'en mesurer le degré à l'aide d'un fil de coton tordu au bout duquel pendent quatre petites aiguilles de moelle de sureau. Cette évaporation insensible fait éprouver au fil une augmentation en poids, un raccourcissement et une torsion. Pour rendre le tout très visible à tout le monde nous avons construit et fondé le bioscope-hygrodermomètre dont nous avons publié plusieurs fois les usages et la construction[1]. C'est avec l'aide de cet instrument que nous sommes arrivés à mesurer mathématiquement la transpiration sensible et insensible qui sort des mains.

Le fil de coton est plus sensible que le fil de chanvre, de lin, de soie et le cheveu.

CONDITIONS DE L'HYGRODERMOMÉTRIE

L'hygrodermométrie des mains chaudes comprend d'après notre méthode dermométrique :

1° La mesure des quantités de transpiration ou dermométrie ;

2° La mesure de l'équilibre, du sous-équilibre, du sus-équilibre de ces quantités, ou dermosthénie, ou bioscopie dermométrique ;

[1] *Le bioscope appliqué à la physique, à la botanique, à l'étude des eaux minérales à la physiologie, à la pathologie et à la médecine légale.* Paris, 1876, in-8. — *Le bioscope appliqué à la mesure des fonctions de la sécrétion cutanée.* Paris, 1876, in-8. — *De l'hygrodermométrie physiologique et clinique dans ses rapports avec la richesse et la pauvreté du sang.* Paris, 1876, in-8.

3° La mesure du côté droit plus faible, égal ou plus fort que le côté gauche ou dermodextrie.

CLASSIFICATION HYGRODERMOMÉTRIQUE

I. — Mesure des quantités de Transpiration ou de la déperdition, de la désassimilation, de la dépense du débit cutané des mains chaudes — Dermométrie

— 80	= 80	+ 80
Dépense faible.	Dépense moyenne, normale.	Dépense forte.
hypodermie.	issodermie.	hyperdermie.

II. — Mesure de l'équilibre, du sous-équilibre, du sus-équilibre de la Transpiration des mains chaudes Dermosthénie ou Bioscopie dermométrique

De $\frac{1 \text{ à } 300}{300} - 300$	$\frac{300}{300} = 300$	$\frac{300 \text{ à } 1.000}{300} + 300$
Sous-équilibre.	Équilibre.	Sus équilibre.
hyposthénie	issosthénie	hypersthénie

III. — Mesure de l'équilibre de la Transpiration du côté droit et du côté gauche Cet équilibre est plus faible, égal ou plus fort du côté droit que du côté gauche — Dermodextrie

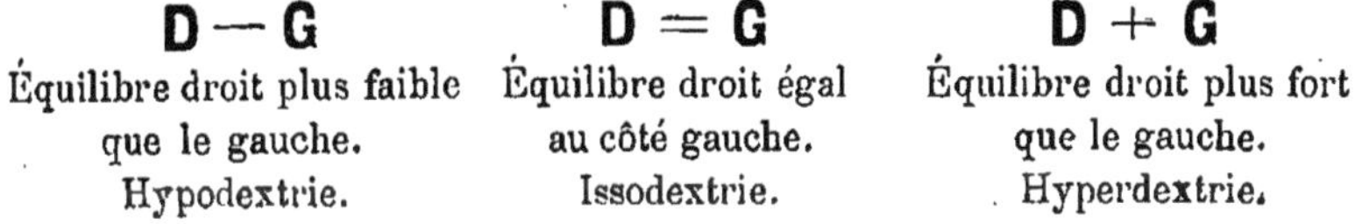

D — G	D = G	D + G
Équilibre droit plus faible que le gauche.	Équilibre droit égal au côté gauche.	Équilibre droit plus fort que le gauche.
Hypodextrie.	Issodextrie.	Hyperdextrie.

LOIS DU TRAVAIL DE LA TRANSPIRATION

DES MAINS CHAUDES

La mesure de l'état des forces du malade par la dermométrie bioscopique des mains ou mesure du travail de désassimilation et d'assimilation des mains chaudes est, dans une certaine mesure bien limitée, la dépense et la recette, le débit et le crédit dans les échanges incessants de la vie organique et fonctionnelle.

Nous formulons les lois de la dermométrie d'après le résumé d'un nombre considérable d'observations. Nous avons pu trouver en dermométrie une loi de force, une loi de faiblesse et deux lois mixtes de force et de faiblesse.

Première loi de dermométrie bioscopique des mains

Dépense cutanée faible, avec sus-équilibre de cette dépense :

$$— 80 + \frac{300}{300}.$$

Puisque cette faible dépense cutanée avec sus-équilibre vient du travail du sang, des nerfs et de la chaleur vitale, il faut que le sang, les nerfs et la chaleur dépensent très peu et possèdent beaucoup. C'est une loi de force, trop avare d'un côté, et trop riche de l'autre; trop économe sur certains points et trop prodigue sur d'autres ; loi de force souvent extrême, avec disette de travail fonctionnel sur certains organes et d'une fécondité organique extrême sur certains autres. De là un excès de pléthore et d'embonpoint. Dans ce cas, le corps n'a pas assez de désassimilation et a trop d'assimilation ; il n'a pas assez de dénutrition et a trop de nutrition.

Deuxième loi de dermométrie bioscopique des mains

Dépense cutanée faible, avec sous-équilibre de cette dépense :

$$— 80 — \frac{300}{300}.$$

Puisque cette faible dépense cutanée des mains vient d'un faible travail du sang, des nerfs et de le chaleur vitale, il faut que le sang, les nerfs et la chaleur vitale dépensent très peu et possèdent très peu.

C'est une loi de faiblesse équilibrée, loi d'amaigrissement bien répartie, trop peu d'un côté, trop peu de l'autre, les échanges du débit et du crédit de la vie organique sont bien faibles de part et d'autre. Dans ce cas, le corps n'a pas assez de désassimilation ni assez d'assimilation ; il y a très peu de dénutrition et très peu de nutrition.

Troisième loi de dermométrie bioscopique des mains

Dépense cutanée forte avec sus-équilibre de cette dépense :

$$+ 80 + \frac{300}{300}.$$

Puisque cette forte dépense cutanée avec sus équilibre vient du travail du sang, des nerfs et de la chaleur vitale, il faut que le sang, les nerfs et la chaleur dépensent beaucoup et possèdent beaucoup. C'est une loi de force relative, de conservation, d'embompoint, de croissance. Car si le corps a beaucoup de désassimilation il a aussi beaucoup d'assimilation ; s'il a beaucoup de dénutrition, il a beaucoup de nutrition.

Quatrième loi de dermométrie bioscopique des mains

Dépense cutanée très forte avec sous-équilibre de cette dépense :

$$+ 80 - \frac{300}{300}.$$

Puisque cette forte dépense cutanée des mains vient du travail du sang, des nerfs et de la chaleur vitale, il faut que le sang, les nerfs et la chaleur vitale dépensent beaucoup et possèdent très peu. C'est une loi de faiblesse absolue, de dépérissement graduel, de consomption. Le débit de la vie organique l'emporte sur le crédit ; dans ce cas, le corps a trop de désassimilation et presque pas d'assimilation. La dénutrition l'emporte de beaucoup sur la nutrition.

RÉSUMÉ

DES QUATRE LOIS DE LA VIE DERMOMÉTRIQUE, ORGANIQUE ET FONCTIONNELLE

Loi de force

Première loi. — Désassimilation dermométrique faible avec beaucoup d'assimilation, c'est-à-dire sus-équilibre de désassimilation. $\left(-80+\frac{300}{300}\right)$

Loi de force et de faiblesse

Deuxième loi. — Désassimilation dermométrique faible avec très peu d'assimilation, c'est-à-dire avec sous-équilibre de désassimilation. $\left(-80-\frac{300}{300}\right)$

Loi de faiblesse et de force

Troisième loi. — Désassimilation dermométrique forte avec beaucoup d'assimilation, c'est-à-dire sus-équilibre de désassimilation. $\left(+80+\frac{300}{300}\right)$

Loi de faiblesse

Quatrième loi. — Désassimilation dermométrique forte avec très peu d'assimilation, c'est-à-dire sous équilibre de désassimilation. $\left(+80-\frac{300}{20}\right)$

MÉCANISME

DE LA FORCE ET DE LA FAIBLESSE DU MALADE PAR LES MAINS CHAUDES

Pour combiner une bonne formule dermométrique, il faut faire quatre épreuves avec les mains chaudes du malade, maintenues dans un manchon chaud. Le manchon est indispensable pour conserver, maintenir et développer la chaleur des mains.

Première expérience indiquant la force

Première épreuve, main droite : 5° ; deuxième épreuve, main gauche : 10° ; troisième épreuve, main droite : 15° ; quatrième épreuve, main gauche : 20°. Chaque épreuve de 120″ ou 2′ justes. Les deux mains droites passent moins de temps sous le manchon et sont moins chaudes que les deux mains gauches qui y passent plus de temps. Comme la chaleur est la cause de l'augmentation de la transpiration et de l'augmentation du travail cutané, elle fortifie et accélère le mouvement du sang et des nerfs. Les deux mains droites ayant moins de chaleur que les deux mains gauches, celles-ci doivent donner plus de transpiration, et, par suite, plus de force nerveuse et sanguine ; en un mot, plus de forces fonctionnelles bioscopique. D'après la *marche normale* de l'expérience, il doit y avoir augmentation de force ou sus-équilibre en faveur des deux mains gauches. Or, c'est ce qui arrive dans l'expérience précitée. Soit :

$$\frac{\text{Mains gauches.}}{\text{Mains droites.}} \quad \frac{10,20.}{5,15.} = \frac{20}{30} = 50 = \frac{150}{100}.$$

Ici augmentation de moiteur signifie augmentation de chaleur, de force nerveuse et de circulation sanguine, ou augmentation des forces.

Deuxième expérience indiquant la faiblesse

Première épreuve, main droite : 20° ; deuxième épreuve, main gauche : 15° ; troisième épreuve, main droite : 10° ; quatrième épreuve, main gauche : 5°. Chaque épreuve est de 120″ ou 2′ justes.

Les deux mains droites passent moins de temps sous le manchon et sont moins chaudes que les deux mains gauches. Comme la chaleur est cause de l'augmentation de transpiration et de l'augmentation du travail cutané, elle doit aussi être cause de l'accélération du mouvement des nerfs et du sang dans les mains. Les deux mains gauches doivent donc donner plus de transpiration que les deux mains droites et, par suite, plus de forces nerveuses et sanguines, en un mot, plus de force fonctionnelle bioscopique. Telle est la marche normale de l'expérience. *Mais, avec les impressions du système nerveux, il ne faut pas compter sur la logique des phénomènes physiques*, et c'est là ce qui se produit et arrive dans l'expérience présente. La marche de cette expérience est anormale, il y a diminution de force et sous-équilibre du côté des deux mains gauches, soit :

$$\frac{\text{Mains gauches.}}{\text{Mains droites.}} \quad \frac{15,\ 5}{20,10} = \frac{20}{30}\ 50 = \frac{66}{100}.$$

Ici diminution de moiteur signifie diminution de chaleur, de forces nerveuses, de circulation du sang, en un mot, diminution des forces.

Pour avoir une méthode d'équilibre fixe et mathématique, nous avons établi une fois pour toutes que les quantités des deux mains droites seraient toujours au dénominateur 100, celles de gauche formant un numérateur variable déterminant un rapport au 1/100, plus bas, égal ou plus haut que 100.

MÉCANISME

DE LA DÉTERMINATION DE LA FORCE ET DE LA FAIBLESSE DE LA MAIN DROITE PAR RAPPORT A LA MAIN GAUCHE D'APRÈS L'ÉTAT D'ÉQUILIBRE DERMOMÉTRIQUE DE CHAQUE MAIN APPELÉ AUSSI DERMODEXTRIE

I. Détermination de l'état des forces de la main droite

Reprenons la première expérience

$$\frac{\text{Mains gauches. . } 10,20}{\text{Mains droites . . } 5,15}.$$

La première épreuve, main droite, donne 5°; la troisième épreuve, main droite : 15°. Prenons 5 comme dénominateur fixe à 100, et 15 comme numérateur, et, cherchant le rapport au 1/100, nous trouvons :

$$\frac{15}{5} = \frac{300}{100}.$$

D'où la possibilité d'établir que le deuxième jet de transpiration de la main droite est trois fois plus fort que le premier.

Reprenons la deuxième expérience

$$\frac{\text{Mains gauches. . } 15,\ 5}{\text{Mains droites . . } 20,10}.$$

La première épreuve, main droite, donne 20°; la troisième épreuve, main droite : 10°. Prenons 20 comme dénominateur fixe à 100 et 10 comme numérateur, et, cherchant le rapport 1/100, nous trouvons :

$$\frac{10}{20} = \frac{50}{100}.$$

D'où la possibilité d'établir que le jet de transpiration de la main droite est deux fois plus faible que le premier jet.

Donc, si dans la première expérience, la force du côté droit a triplé; dans la deuxième expérience, la force du côté droit a diminué de moitié.

II. Détermination de l'état des forces de la main gauche

Reprenons la première expérience

$$\begin{array}{ll} \text{Mains gauches.} \quad . & 10{,}20 \\ \text{Mains droites.} \quad . & \overline{5{,}15}. \end{array}$$

La deuxième épreuve, main gauche, donne 10°; la quatrième épreuve, main gauche, 20°. Prenons 10° comme dénominateur fixe à 100 et 20° comme numérateur, et cherchant le rapport au 1/100, nous trouvons :

$$\frac{20}{10} = \frac{200}{100}.$$

D'où la possibilité d'établir que le deuxième jet de transpiration de la main gauche est deux fois plus fort que le premier jet.

Reprenons la deuxième expérience

$$\begin{array}{ll} \text{Mains gauches.} \quad . & 15{,}5 \\ \text{Mains droites.} \quad . & \overline{20{,}10}. \end{array}$$

La deuxième épreuve, main gauche, donne 15° ; la quatrième épreuve, main gauche, donne 5°. Prenons 15 comme dénominateur fixe à 100, et 5 comme numérateur, et, cherchant le rapport au 1/100, nous trouvons :

$$\frac{5}{15} = \frac{33}{100}.$$

D'où la possibilité d'établir que le deuxième jet de transpiration de la main gauche est trois fois plus faible que le premier jet.

Donc, si dans la première expérience la force du côté gauche a doublé, dans la deuxième expérience, la force du côté gauche est trois fois plus faible.

III. Détermination de la force et de la faiblesse de la main droite, par rapport à la force et à la faiblesse de la main gauche

Si nous comparons la main droite représentant $\frac{300}{100}$ et la main gauche représentant $\frac{200}{100}$, nous constatons que la main droite est plus forte que la main gauche de 100°. De là un moyen mathématique de savoir quel est le côté le plus fort et le plus faible, et la possibilité de trouver les lois de la dermodextrie ou mesure de la main droite plus forte, égale ou plus faible que la main gauche.

PRONOSTIC

DE L'ÉTAT DES FORCES DERMOMÉTRIQUES

Les lois de la dermodextrie deviendraient des lois fort importantes en médecine pratique, pour savoir si une lésion organique existante (soit tumeur, soit cancer, soit hypertrophie) est curable ou incurable.

Première loi. De la dermodextrie ou pronostic favorable

C'est une loi de balancement entre le côté droit et le côté gauche :

D tantôt plus, tantôt moins que **G**.

Toute les fois qu'une lésion organique se manifeste et qu'elle est curable, ou du moins qu'elle comporte une longue existence, la main droite est tantôt plus forte et tantôt plus faible que la main gauche.

Deuxième loi. De la dermodextrie ou pronostic défavorable

Loi d'inclinaison toujours fixe, soit en plus, soit en moins :

D toujours au-dessus de **G**,
D toujours au-dessous de **G**.

Toutes les fois qu'une lésion organique se manifeste et qu'elle est incurable ou du moins qu'elle ne comporte point une longue existence, la main droite est toujours au-dessus ou toujours au-dessous de la main gauche.

FORMULES GÉNÉRALES DE LA DERMOMÉTRIE

Nous reproduisons les deux formules dermométriques précitées, comme nous avons l'habitude de les étudier et de les écrire.

Formule de la première expérience

$$\begin{matrix}\text{Mains gauches . .}\\ \text{Mains droites . .}\end{matrix}\quad \frac{10,20}{5,15}.\ \frac{30}{20},\ 50,\ \frac{150\ \ 300\ \ 200}{100\ \ 100\ \ 100}\ \frac{650}{300}\ \mathrm{D} + 100.$$

50 représente les quantités de transpiration totale.

$\frac{159}{190}$ le rapport général ou mesure des forces générales.

$\frac{300}{100}$ le rapport local droit ou mesure des forces du côté droit.

$\frac{200}{100}$ le rapport local gauche ou mesure des forces du côté gauche.

$\frac{650}{300}$ Total des trois rapports. 650 représente donc l'état des forces du malade.

Formule de la deuxième expérience

Mains gauches. . / Mains droites . . $\frac{15,5}{20,10}, \frac{20}{30}, 50, \frac{66 \quad 50 \quad 33}{100 \quad 100 \quad 100}, \frac{149}{300}$ D + 17.

50 représente les quantités dermométriques.

$\frac{66}{150}$ le rapport général ou mesure des forces générales.

$\frac{50}{100}$ le rapport local droit ou mesure des forces du côté droit.

$\frac{33}{100}$ le rapport locale gauche ou mesure des forces du côté gauche.

$\frac{149}{100}$ le total des trois rapports. 149 représente donc les forces du malade.

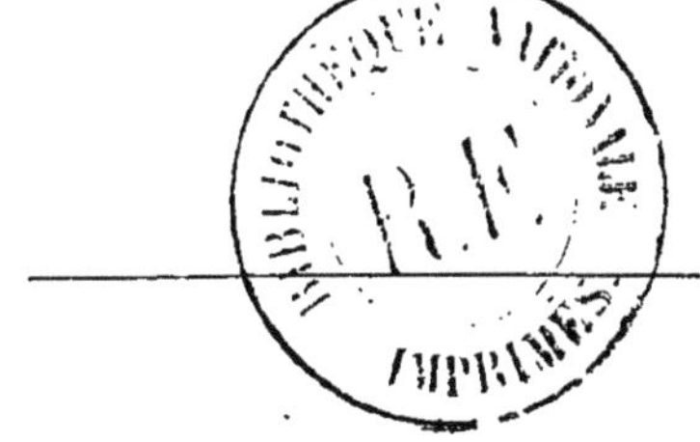

TABLEAU DE 'HYPERSTHÉNIE

$$\frac{2}{1}=2.00\ \frac{3}{1}=3.00\ \frac{4}{1}=4.00\ \frac{5}{1}=5.00\ \frac{6}{1}=6.00\ \frac{7}{1}=7.00\ \frac{8}{1}=8.00\ \frac{9}{1}=9.00\ \frac{10}{1}=10.00\ \frac{11}{1}=11.00\ \frac{12}{1}=12.00$$

$$\frac{3}{2}=1.50\ \frac{4}{2}=2.00\ \frac{5}{2}=2.50\ \frac{6}{2}=3.00\ \frac{7}{2}=3.50\ \frac{8}{2}=4.00\ \frac{9}{2}=4.50\ \frac{10}{2}=5.00\ \frac{11}{2}=5.50\ \frac{12}{2}=6.00\ \frac{13}{2}=6.50\ \frac{14}{2}=7.00$$

$$\frac{4}{3}=1.33\ \frac{5}{3}=1.66\ \frac{6}{3}=2.00\ \frac{7}{3}=2.33\ \frac{8}{3}=2.66\ \frac{9}{3}=3.00\ \frac{10}{3}=3.33\ \frac{11}{3}=3.66\ \frac{12}{3}=4.00\ \frac{13}{3}=4.33\ \frac{14}{3}=4.66\ \frac{15}{3}=5.00\ \frac{16}{3}=5.33$$

$$\frac{5}{4}=1.25\ \frac{6}{4}=1.50\ \frac{7}{4}=1.75\ \frac{8}{4}=2.00\ \frac{9}{4}=2.25\ \frac{10}{4}=2.50\ \frac{11}{4}=2.75\ \frac{12}{4}=3.00\ \frac{13}{4}=3.25\ \frac{14}{4}=3.50\ \frac{15}{4}=3.75\ \frac{16}{4}=4.00\ \frac{17}{4}=4.25\ \frac{18}{4}=4.50$$

$$\frac{6}{5}=1.20\ \frac{7}{5}=1.40\ \frac{8}{5}=1.60\ \frac{9}{5}=1.80\ \frac{10}{5}=2.00\ \frac{11}{5}=2.20\ \frac{12}{5}=2.40\ \frac{13}{5}=2.60\ \frac{14}{5}=2.80\ \frac{15}{5}=3.00\ \frac{16}{5}=3.20\ \frac{17}{5}=3.40\ \frac{18}{5}=3.60\ \frac{19}{5}=3.80\ \frac{20}{5}=4.00$$

$$\frac{7}{6}=1.16\ \frac{8}{6}=1.33\ \frac{9}{6}=1.50\ \frac{10}{6}=1.66\ \frac{11}{6}=1.83\ \frac{12}{6}=2.00\ \frac{13}{6}=2.16\ \frac{14}{6}=2.33\ \frac{15}{6}=2.50\ \frac{16}{6}=2.66\ \frac{17}{6}=2.83\ \frac{18}{6}=3.00\ \frac{19}{6}=3.16\ \frac{20}{6}=3.33\ \frac{21}{6}=3.50\ \frac{22}{6}=3.66$$

$$\frac{8}{7}=1.14\ \frac{9}{7}=1.28\ \frac{10}{7}=1.43\ \frac{11}{7}=1.57\ \frac{12}{7}=1.71\ \frac{13}{7}=1.85\ \frac{14}{7}=2.00\ \frac{15}{7}=2.14\ \frac{16}{7}=2.28\ \frac{17}{7}=2.43\ \frac{18}{7}=2.57\ \frac{19}{7}=2.71\ \frac{20}{7}=2.85\ \frac{21}{7}=3.00\ \frac{22}{7}=3.14\ \frac{23}{7}=3.28\ \frac{24}{7}=3.43$$

$$\frac{9}{8}=1.12\ \frac{10}{8}=1.25\ \frac{11}{8}=1.37\ \frac{12}{8}=1.50\ \frac{13}{8}=1.62\ \frac{14}{8}=1.75\ \frac{15}{8}=1.87\ \frac{16}{8}=2.00\ \frac{17}{8}=2.12\ \frac{18}{8}=2.25\ \frac{19}{8}=2.37\ \frac{20}{8}=2.50\ \frac{21}{8}=2.62\ \frac{22}{8}=2.75\ \frac{23}{8}=2.87\ \frac{24}{8}=3.00$$

$$\frac{10}{9}=1.11\ \frac{11}{9}=1.22\ \frac{12}{9}=1.33\ \frac{13}{9}=1.44\ \frac{14}{9}=1.55\ \frac{15}{9}=1.66\ \frac{16}{9}=1.77\ \frac{17}{9}=1.88\ \frac{18}{9}=2.00\ \frac{19}{9}=2.11\ \frac{20}{9}=2.22\ \frac{21}{9}=2.33\ \frac{22}{9}=2.44\ \frac{23}{9}=2.55\ \frac{24}{9}=2.66$$

$$\frac{11}{10}=1.10\ \frac{12}{10}=1.20\ \frac{13}{10}=1.30\ \frac{14}{10}=1.40\ \frac{15}{10}=1.50\ \frac{16}{10}=1.60\ \frac{17}{10}=1.70\ \frac{18}{10}=1.80\ \frac{19}{10}=1.90\ \frac{20}{10}=2.00\ \frac{21}{10}=2.10\ \frac{22}{10}=2.20\ \frac{23}{10}=2.30\ \frac{24}{10}=2.40$$

$$\frac{12}{11}=1.09\ \frac{13}{11}=1.18\ \frac{14}{11}=1.27\ \frac{15}{11}=1.36\ \frac{16}{11}=1.45\ \frac{17}{11}=1.54\ \frac{18}{11}=1.63\ \frac{19}{11}=1.72\ \frac{20}{11}=1.81\ \frac{21}{11}=1.90\ \frac{22}{11}=2.00\ \frac{23}{11}=2.09\ \frac{24}{11}=2.18$$

$$\frac{13}{12}=1.08\ \frac{14}{12}=1.17\ \frac{15}{12}=1.25\ \frac{16}{12}=1.33\ \frac{17}{12}=1.41\ \frac{18}{12}=1.50\ \frac{19}{12}=1.58\ \frac{20}{12}=1.66\ \frac{21}{12}=1.75\ \frac{22}{12}=1.83\ \frac{23}{12}=1.91\ \frac{24}{12}=2.00$$

$$\frac{14}{13}=1.08\ \frac{15}{13}=1.15\ \frac{16}{13}=1.23\ \frac{17}{13}=1.30\ \frac{18}{13}=1.38\ \frac{19}{13}=1.44\ \frac{20}{13}=1.53\ \frac{21}{13}=1.61\ \frac{22}{13}=1.69\ \frac{23}{13}=1.77\ \frac{24}{13}=1.84$$

$$\frac{15}{14}=1.07\ \frac{16}{14}=1.14\ \frac{17}{14}=1.21\ \frac{18}{14}=1.28\ \frac{19}{14}=1.35\ \frac{20}{14}=1.42\ \frac{21}{14}=1.49\ \frac{22}{14}=1.56\ \frac{23}{14}=1.63\ \frac{25}{14}=1.70$$

$$\frac{16}{15}=1.06\ \frac{17}{15}=1.13\ \frac{18}{15}=1.20\ \frac{19}{15}=1.27\ \frac{20}{15}=1.33\ \frac{21}{15}=1.40\ \frac{22}{15}=1.47\ \frac{23}{15}=1.53\ \frac{25}{15}=1.60$$

$$\frac{17}{16}=1.06\ \frac{18}{16}=1.12\ \frac{19}{16}=1.18\ \frac{20}{16}=1.25\ \frac{21}{16}=1.31\ \frac{22}{16}=1.37\ \frac{23}{16}=1.44\ \frac{25}{16}=1.50$$

$$\frac{18}{17}=1.06\ \frac{19}{17}=1.12\ \frac{20}{17}=1.17\ \frac{21}{17}=1.23\ \frac{22}{17}=1.29\ \frac{23}{17}=1.35\ \frac{25}{17}=1.41$$

$$\frac{19}{18}=1.05\ \frac{20}{18}=1.11\ \frac{21}{18}=1.18\ \frac{22}{18}=1.22\ \frac{23}{18}=1.28\ \frac{24}{18}=1.33$$

$$\frac{20}{19}=1.05\ \frac{21}{19}=1.10\ \frac{22}{19}=1.16\ \frac{23}{19}=1.21\ \frac{24}{19}=1.26$$

$$\frac{21}{20}=1.05\ \frac{22}{20}=1.10\ \frac{23}{20}=1.15\ \frac{24}{20}=1.20$$

$$\frac{22}{21}=1.05\ \frac{23}{21}=1.09\ \frac{24}{21}=1.14$$

$$\frac{23}{22}=1.05\ \frac{24}{22}=1.09$$

$$\frac{24}{23}=1.04$$

TABLEAU D'HYPOSTHÉNIE

$= 0.50$ $\frac{1}{3} = 0.33$ $\frac{1}{4} = 0.25$ $\frac{1}{5} = 0.20$ $\frac{1}{6} = 0.16$ $\frac{1}{7} = 0.14$ $\frac{1}{8} = 0.12$ $\frac{1}{9} = 0.11$ $\frac{1}{10} = 0.10$ $\frac{1}{11} = 0.00$ $\frac{1}{12} = 0.08$

$\frac{2}{3} = 0.66$ $\frac{2}{4} = 0.50$ $\frac{2}{5} = 0.40$ $\frac{2}{6} = 0.83$ $\frac{2}{7} = 0.28$ $\frac{2}{8} = 0.25$ $\frac{2}{9} = 0.22$ $\frac{2}{10} = 0.20$ $\frac{2}{11} = 0.18$ $\frac{2}{12} = 0.17$ $\frac{2}{13} = 0.1$

$\frac{3}{4} = 0.75$ $\frac{3}{5} = 0.60$ $\frac{3}{6} = 0.50$ $\frac{3}{7} = 0.42$ $\frac{3}{8} = 0.37$ $\frac{3}{9} = 0.33$ $\frac{3}{10} = 0.30$ $\frac{3}{11} = 0.27$ $\frac{3}{12} = 0.25$ $\frac{3}{13} = 0.$

$\frac{4}{5} = 0.80$ $\frac{4}{6} = 0.66$ $\frac{4}{7} = 0.58$ $\frac{4}{8} = 0.50$ $\frac{4}{9} = 0.44$ $\frac{4}{10} = 0.40$ $\frac{4}{11} = 0.36$ $\frac{4}{12} = 0.33$ $\frac{4}{13} = 0.3$

$\frac{5}{6} = 0.83$ $\frac{5}{7} = 0.71$ $\frac{5}{8} = 0.62$ $\frac{5}{9} = 0.55$ $\frac{5}{10} = 0.50$ $\frac{5}{11} = 0.45$ $\frac{5}{12} = 0.41$ $\frac{5}{13} = 0.$

$\frac{6}{7} = 0.85$ $\frac{6}{8} = 0.75$ $\frac{6}{9} = 0.66$ $\frac{6}{10} = 0.00$ $\frac{6}{11} = 0.54$ $\frac{6}{12} = 0.50$ $\frac{6}{13} = 0.4$

$\frac{7}{8} = 0.87$ $\frac{7}{9} = 0.77$ $\frac{7}{10} = 0.70$ $\frac{7}{11} = 0.64$ $\frac{7}{12} = 0.58$ $\frac{7}{13} = 0.5$

$\frac{8}{9} = 0.88$ $\frac{8}{10} = 0.80$ $\frac{8}{11} = 0.73$ $\frac{8}{12} = 0.66$ $\frac{8}{13} = 0.6$

$\frac{9}{10} = 0.00$ $\frac{9}{11} = 0.82$ $\frac{9}{12} = 0.75$ $\frac{9}{13} = 0.$

$\frac{10}{11} = 0.00$ $\frac{10}{12} = 0.83$ $\frac{10}{13} = 0.7$

$\frac{11}{12} = 0.91$ $\frac{11}{13} = 0.8$

$\frac{12}{13} = 0.9$

$\frac{2}{14} = 0.14$

$\frac{3}{14} = 0.21$ $\frac{3}{15} = 0.20$ $\frac{3}{16} = 0.19$

$\frac{4}{14} = 0.29$ $\frac{4}{15} = 0.26$ $\frac{4}{16} = 0.25$ $\frac{4}{17} = 0.23$ $\frac{4}{18} = 0.22$

$\frac{5}{14} = 0.36$ $\frac{5}{15} = 0.33$ $\frac{5}{16} = 0.31$ $\frac{5}{17} = 0.29$ $\frac{5}{18} = 0.28$ $\frac{5}{19} = 0.26$ $\frac{5}{20} = 0.25$

$\frac{6}{14} = 0.43$ $\frac{6}{15} = 0.40$ $\frac{6}{16} = 0.37$ $\frac{6}{17} = 0.35$ $\frac{6}{18} = 0.33$ $\frac{6}{19} = 0.31$ $\frac{6}{20} = 0.30$ $\frac{6}{21} = 0.28$ $\frac{6}{22} = 0.27$

$\frac{7}{14} = 0.50$ $\frac{7}{15} = 0.46$ $\frac{7}{16} = 0.44$ $\frac{7}{17} = 0.41$ $\frac{7}{18} = 0.38$ $\frac{7}{19} = 0.36$ $\frac{7}{20} = 0.35$ $\frac{7}{21} = 0.33$ $\frac{7}{22} = 0.32$ $\frac{7}{23} = 0.30$ $\frac{7}{24} = 0.29$

$\frac{8}{14} = 0.57$ $\frac{8}{15} = 0.53$ $\frac{8}{16} = 0.50$ $\frac{8}{17} = 0.47$ $\frac{8}{18} = 0.44$ $\frac{8}{19} = 0.42$ $\frac{8}{20} = 0.40$ $\frac{8}{21} = 0.38$ $\frac{8}{22} = 0.36$ $\frac{8}{23} = 0.35$ $\frac{8}{24} = 0.33$

$\frac{9}{14} = 0.64$ $\frac{9}{15} = 0.60$ $\frac{9}{16} = 0.56$ $\frac{9}{17} = 0.53$ $\frac{9}{18} = 0.50$ $\frac{9}{19} = 0.47$ $\frac{9}{20} = 0.45$ $\frac{9}{21} = 0.43$ $\frac{9}{22} = 0.41$ $\frac{9}{23} = 0.39$ $\frac{9}{24} = 0.37$

$\frac{10}{14} = 0.71$ $\frac{10}{15} = 0.66$ $\frac{10}{16} = 0.62$ $\frac{10}{17} = 0.58$ $\frac{10}{18} = 0.55$ $\frac{10}{19} = 0.52$ $\frac{10}{20} = 0.50$ $\frac{10}{21} = 0.47$ $\frac{10}{22} = 0.45$ $\frac{10}{23} = 0.43$ $\frac{10}{24} = 0.41$

$\frac{11}{14} = 0.78$ $\frac{11}{15} = 0.73$ $\frac{11}{16} = 0.68$ $\frac{11}{17} = 0.64$ $\frac{11}{18} = 0.61$ $\frac{11}{19} = 0.57$ $\frac{11}{20} = 0.55$ $\frac{11}{21} = 0.52$ $\frac{11}{22} = 0.50$ $\frac{11}{23} = 0.48$ $\frac{11}{24} = 0.45$

$\frac{12}{14} = 0.85$ $\frac{12}{15} = 0.80$ $\frac{12}{16} = 0.75$ $\frac{12}{17} = 0.70$ $\frac{12}{18} = 0.66$ $\frac{12}{19} = 0.63$ $\frac{12}{20} = 0.60$ $\frac{12}{21} = 0.57$ $\frac{12}{22} = 0.54$ $\frac{12}{23} = 0.52$ $\frac{12}{24} = 0.50$

$\frac{13}{14} = 0.93$ $\frac{13}{15} = 0.86$ $\frac{13}{16} = 0.81$ $\frac{13}{17} = 0.76$ $\frac{13}{18} = 0.72$ $\frac{13}{19} = 0.68$ $\frac{13}{20} = 0.65$ $\frac{13}{21} = 0.61$ $\frac{13}{22} = 0.59$ $\frac{13}{23} = 0.56$ $\frac{13}{24} = 0.54$

$\frac{14}{15} = 0.93$ $\frac{14}{16} = 0.87$ $\frac{14}{17} = 0.82$ $\frac{14}{18} = 0.77$ $\frac{14}{19} = 0.73$ $\frac{14}{20} = 0.70$ $\frac{14}{21} = 0.66$ $\frac{14}{22} = 0.64$ $\frac{14}{23} = 0.60$ $\frac{14}{24} = 0.58$

$\frac{15}{16} = 0.94$ $\frac{15}{17} = 0.87$ $\frac{15}{18} = 0.83$ $\frac{15}{19} = 0.78$ $\frac{15}{20} = 0.75$ $\frac{15}{21} = 0.74$ $\frac{15}{22} = 0.68$ $\frac{15}{23} = 0.65$ $\frac{15}{24} = 0.62$

$\frac{16}{17} = 0.94$ $\frac{16}{18} = 0.88$ $\frac{16}{19} = 0.84$ $\frac{16}{20} = 0.80$ $\frac{16}{21} = 0.76$ $\frac{16}{22} = 0.72$ $\frac{16}{23} = 0.69$ $\frac{16}{24} = 0.66$

$\frac{17}{18} = 0.94$ $\frac{17}{19} = 0.89$ $\frac{17}{20} = 0.85$ $\frac{17}{21} = 0.80$ $\frac{17}{22} = 0.77$ $\frac{17}{23} = 0.74$ $\frac{17}{24} = 0.70$

$\frac{18}{19} = 0.95$ $\frac{18}{20} = 0.90$ $\frac{18}{21} = 0.85$ $\frac{18}{22} = 0.82$ $\frac{18}{23} = 0.78$ $\frac{18}{24} = 0.75$

$\frac{19}{20} = 0.95$ $\frac{19}{21} = 0.91$ $\frac{19}{22} = 0.86$ $\frac{19}{23} = 0.82$ $\frac{19}{24} = 0.79$

$\frac{20}{21} = 0.95$ $\frac{20}{22} = 0.90$ $\frac{20}{23} = 0.88$ $\frac{20}{24} = 0.83$

$\frac{21}{22} = 0.95$ $\frac{21}{23} = 0.91$ $\frac{21}{24} = 0.87$

$\frac{22}{23} = 0.95$ $\frac{22}{24} = 0.91$

$\frac{23}{24} = 0.96$

RÉSUMÉ

DE NOS ÉTUDES SUR LA NUTRITION DES MAINS D'APRÈS LE PLUS OU LE MOINS DE TRANSPIRATION DES MAINS CHAUDES ET DE SA RÉPARTITITON GÉNÉRALE ET LOCALE

Determination de la richesse et de la pauvreté du sang et des forces par la science de la transpiration des mains chaudes

Richesse du sang d'après le moins de transpiration des mains chaudes. — Les mouvements de transpiration des mains chaudes de 0° à 80° représentent les plus faibles mouvements de la déperdition cutanée des mains dans un temps donné. Comme la transpiration des mains tient cette *faible* déperdition ou désassimilation cutanée du travail du sang, des nerfs et de la chaleur vitale dans l'organisme en action, il nous est donné de pouvoir déduire qu'à *faibles* déperditions ou désassimilations cutanées des mains correspond la richesse du sang, des nerfs et de la chaleur vitale.

Pauvreté du sang d'après le plus de transpiration des mains chaudes. — Les mouvements de transpiration des mains chaudes de 80° à 300° représentent les plus forts mouvements de la déperdition cutanée des mains dans un temps donné. Comme la transpiration des mains tient cette *forte* déperdition ou désassimilation cutanée du travail du sang, des nerfs et de la chaleur vitale dans l'organisation en action, il nous est donné de pouvoir déduire qu'à *fortes* déperditions ou désassimilations cutanées des mains correspond la pauvreté du sang, des nerfs et de la chaleur vitale.

Richesse des forces d'après le mouvement de hausse dans la répartition de la transpiration des mains chaudes

La répartition générale et locale de la transpiration des mains chaudes de $\frac{300 \text{ à } 1.000}{300}$ représente le sus-équilibre ou la hausse de la répartition du travail cutané des mains dans un temps donné. C'est l'activité et la force dans la distribution de la désassimilation cutanée des mains, et, par suite, c'est l'indication de la richesse dans les forces du sang, des nerfs et de la chaleur vitale produisant la transpiration des mains. Nous trouvons ainsi une mesure rationnelle de la richesse des forces organiques.

Pauvreté des forces d'après le mouvement de baisse dans la répartition de la transpiration des mains chaudes

La répartition générale et locale des mains chaudes de $\frac{300 \text{ à } 0}{300}$ représente le sous-équilibre ou la baisse de la répartition du travail cutané des mains dans un temps donné. C'est l'atonie, la lenteur, la faiblesse dans la distribution de la désassimilation cutanée des mains, et, par suite, c'est l'indication de la pauvreté dans les forces du sang, des nerfs et de la chaleur vitale produisant la transpiration des mains. Nous trouvons ainsi une mesure rationnelle de la pauvreté des forces organiques.

La science de la transpiration des mains chaudes nous apprend ainsi à déterminer mathématiquement la richesse et la pauvreté du sang et des forces d'après les quatre formules suivantes :

1re *formule*. Richesse du sang de 0 à 80°. Richesse des forces de $\frac{300 \text{ à } 1.000}{300}$

2e *formule*. Richesse du sang de 0 à 80°. Pauvreté des forces de $\frac{300 \text{ à } 0}{300}$

3e *formule*. Pauvreté du sang de 80 à 300°. Richesse des forces de $\frac{300 \text{ à } 1.000}{300}$

4e *formule*. Pauvreté du sang de 80 à 300°. Pauvreté des forces de $\frac{300 \text{ à } 0}{300}$

APPLICATION DE LA SCIENCE DE LA TRANSPIRATION DES MAINS CHAUDES A L'ÉTUDE DU DIABÈTE A VICHY

Nous allons appliquer ces données de la science hygrodermométrique des mains chaudes à l'étude des effets des eaux de Vichy sur la diabète, pendant le traitemant thermal.

Pourquoi les eaux de Vichy bues aux sources sont-elles toujours utiles et souvent indispensables et nécessaires au bien-être du diabétique

Action des eaux de Vichy sur la nutrition cutanée des mains chaudes. — 1° La désassimilation est tantôt augmentée et tantôt diminuée ; 2° la répartition de la désassimilation est toujours mieux équilibrée et subit toujours une hausse dans les quatorze premiers jours du traitement

Action des eaux de Vichy sur les forces cutanée des mains chaudes, c'est-à-dire le travail du sang, des nerfs et de la chaleur vitale dans l'organisne en action. — 1° Les forces sont tantôt augmentées et tantôt diminuées ; 2° La répartition des forces est toujours mieux équilibrée et subit toujours une hausse dans les premiers quatorze jours du traitement thermal.

Action des eaux de Vichy sur le sang cutané des mains chaudes. — 1° Le sang est tantôt enrichi et tantôt appauvri ; 2° la répartition du sang est toujours mieux équilibrée et subit toujours une hausse dans les premiers quatorze jours du traitement thermal.

Action des eaux de Vichy sur les nerfs cutanés des mains chaudes. — 1° Les nerfs sont tantôt fortifiés tantôt affaiblis ; 2° la répartition des nerfs est toujours mieux équilibrée et subit toujours une hausse dans les premiers quatorze jours du traitement thermal.

Action des eaux de Vichy sur la chaleur vitale cutanée des mains chaudes. — 1° La chaleur vitale est tantôt augmentée et tantôt diminuée ; 2° la répartition de la chaleur vitale est toujours mieux équilibrée et subit toujours une hausse dans les premiers quatorze jours du traitement thermal.

TRENTE-DEUX OBSERVATIONS

OU MESURE MATHÉMATIQUE DE L'ÉTAT DES FORCES

Première observation

Mme M..., agée de quarante-cinq ans est atteinte d'un très fort diabète depuis plusieurs années.

1880

Commencement du Trait.ment.	m. g. / m. d.	$\frac{18,9}{12,15}$. $\frac{27}{27}$ = 54, $\frac{100\ \ 125\ \ 50}{100\ \ 100\ \ 100}$ $\frac{275}{300}$. D + 75. 2e loi dermom.
Moitié du Traitement	m. g. / m. d.	$\frac{12,9}{18,9}$. $\frac{21}{27}$, 48, $\frac{78\ \ 50\ \ 75}{}$ 203. D — 25. 2e loi dermom.
Fin du traitement.	m. g. / m. d.	$\frac{12,24}{18,18}$. $\frac{36}{36}$, 72, $\frac{100\ \ 100\ \ 200}{}$ 400. D — 100. 1re loi dermom.

Les eaux de Vichy ont fait passer Mme M..., de l'état de faiblesse à l'état de force vers le quatorzième jour du traitement, et ont diminué, amélioré sa maladie fort avantageusement.

Deuxième observation

M. R..., âgé de cinquante-deux ans, est atteint de diabète et d'albuminurie depuis deux ans.

1880

Commencement du traitement . .	m. g. $\frac{21,24}{30,24}$. $\frac{45}{54}$, 99,	$\frac{85 \quad 80 \quad 120}{100 \quad 100 \quad 100}$	$\frac{285}{300}$.	D — 40.	4e loi dermom.
Moitié du traitement. . . .	m. g. $\frac{24,24}{21,12}$. $\frac{48}{33}$, 81,	$\frac{141 \quad 57 \quad 100}{}$	298.	D — 43.	4e loi dermom.
Fin du traitement.	m. g. $\frac{12,15}{15,12}$. $\frac{27}{27}$, 54,	$\frac{100 \quad 80 \quad 125}{}$	305.	D — 45.	1re loi dermom.

(m. g. / m. d.)

Les eaux de Vichy ont fait passer M. R..., de l'état de faiblesse à l'état de force vers le quatorzième jour du traitement.

M. R... n'est pas revenu aux eaux de Vichy, en 1881. Nous avons appris sa mort. Nous avions porté à son départ un pronostic défavorable, parce que le côté droit était resté fixé au-dessous du côté gauche, malgré l'amélioration occasionnée par les eaux de Vichy.

Troisième observation

Mme Fl..., âgée de soixante-sept ans, est atteinte du diabète depuis dix ans.

Commencement du traitement . .	m. g. / m. d. $\frac{39,39}{42,39}$. $\frac{78}{81}$, 159,	$\frac{91 \quad 95 \quad 100}{}$	286.	D — 5.	4e loi dermom.

Nous n'avons pu mesurer l'état des forces de Mme R... qu'à son arrivée; il indiquait la faiblesse.

Quatrième observation

M. M..., de Grenoble, âgé de quarante-deux ans, est atteint, depuis trois ans, de diabète et d'hypertrophie du foie, suite de calculs biliaires depuis quinze ans.

1880

Fin du traitement de Vichy. . .	m. g. / m. d. $\frac{14,13}{14,18}$. $\frac{27}{32}$, 59,	$\frac{82 \quad 128 \quad 93}{}$	303.	D + 35.	1re loi dermom.

Nous n'avons pu mesurer l'état des forces de M. M... qu'à la fin du traitement de Vichy. Il indiquait un état favorable occasionné par les eaux de Vichy.

1881

M. M... est revenu à Vichy.

Commencement du traitement . . $\left\{ \begin{matrix} \text{m. g.} \\ \text{m. d.} \end{matrix} \right.$ $\frac{13,14}{21,11}$. $\frac{27}{32}$, 59, $\frac{80\ 52\ 108}{}$ 240. D — 54. 2e loi dermom.

Fin du traitement. $\left\{ \begin{matrix} \text{m. g.} \\ \text{m. d.} \end{matrix} \right.$ $\frac{8,12}{6,8}$. $\frac{20}{14}$, 34, $\frac{142\ 133\ 150}{}$ 425. D — 17. 1re loi dermom.

Les eaux de Vichy ont fait passer M. M..., de l'état de faiblesse à l'état de force.

Il n'est pas revenu en 1882 et nous avons appris sa mort.

A son départ, nous avions porté un pronostic défavorable à cause de la dermodextrie, fixée toujours au-dessous du côté gauche, malgré l'amélioration occasionnée sur l'état général par les eaux de Vichy.

Cinquième observation

Mme G..., de Reims, âgée de soixante-huit ans, vient depuis six ans à Vichy, atteinte du diabète fort.

1880

Fin du traitement. $\left\{ \begin{matrix} \text{m. g.} \\ \text{m. d.} \end{matrix} \right.$ $\frac{21,27}{21,21}$. $\frac{48}{42}$, 90. $\frac{114\ 100\ 127}{}$ 341. D — 26. 3e loi dermom.

Nous n'avons pu mesurer l'état de forces de Mme G... qu'à la fin du traitement. Il indiquait l'augmentation de force occasionnée par les eaux de Vichy.

1881

Commencement du traitement . . $\left\{ \begin{matrix} \text{m. g.} \\ \text{m. d.} \end{matrix} \right.$ $\frac{11,6}{8,8}$. $\frac{17}{16}$. 33. $\frac{105\ 108\ 54}{}$. 259. D + 46. 2e loi dermom.

Nous n'avons pas mesuré l'état des forces au départ; mais nous sommes sûr de son amélioration, car, l'année suivante, elle est revenue à Vichy.

Sixième observation

M. P..., de la Nièvre, cinquante-huit ans, vient depuis plusieurs années à Vichy, pour se guérir d'un diabète qui va en s'améliorant de plus en plus.

1880

Fin du traitement. { m. g. / m. d. $\frac{30,30}{27,33}$. $\frac{60}{60}$, 120, $\frac{100\ \ 121\ \ 100}{}$ 320. D + 21. 3e loi dermom.

Nous n'avons pu mesurer l'état des forces de M. P... qu'à la fin du traitement. Le dermomètre indiquait la loi des forces occasionnées ordinairement par les eaux de Vichy vers la fin du traitement.

1881

Fin du traitement. { m. g. / m. d. $\frac{6,8}{8,8}$. $\frac{14}{16}$, 30, $\frac{87\ \ 100\ \ 133}{}$ 320. D — 33. 1re loi dermom.

M. P... quitte Vichy après avoir acquis des forces et avoir été bien amélioré par les eaux de Vichy.

Septième observation

Mme G..., du Var, soixante-cinq ans, vient à Vichy depuis plusieurs années pour y traiter un diabète qui s'améliore, mais ne guérit pas.

1880

Commencement du traitement . . { m. g. / m. d. $\frac{21,21}{30,30}$. $\frac{42}{60}$, 102, $\frac{66\ \ 100\ \ 100}{}$ 266. D = G. 4e loi dermom.

Mme G..., à son arrivée, est très faible et le dermomètre bioscopique indique son dépérissement. Nous n'avons pu mesurer ses forces à son départ. Ne l'ayant pas vue en 1881, nous craignons que sa maladie n'ait pu être qu'améliorée par les eaux de Vichy.

Huitième observation

M. A... fils, de la Nièvre, atteint de diabète par voie d'hérédité. Sa mère est diabétique, nous la traitons ; son père était diabète et son oncle est diabète. Il est âgé de trente-huit ans et se porte bien, du reste.

Fin du traitement de Vichy. . . { m. g. / m. d. $\frac{11,9}{6,8}$. $\frac{20}{14}$, 34, $\frac{200\ \ 133\ \ 82}{}$ 415. D + 50. 1re loi dermom.

Nous n'avons pu mesurer l'état des forces de M. A... au commencement du traitement, mais nous contrôlons à l'aide du bioscope que les eaux de Vichy ont donné beaucoup de forces, et, par suite, bien amélioré son état.

Neuvième observation

Mme O..., d'Elbeuf, atteinte d'un fort diabète depuis nombre d'années, âgée de soixante-cinq ans, vient tous les ans chercher à Vichy une amélioration à sa maladie et une prolongation de vie.

1881

Commencement du traitement . . $\left\{ \begin{matrix} \text{m. g.} \\ \text{m. d.} \end{matrix} \right. \frac{27,21}{24,27}. \frac{48}{51}, 99, \frac{94\ 117\ 78}{}. 289$. D + 39. 4e loi dermom.

Fin du traitement. $\left\{ \begin{matrix} \text{m. g.} \\ \text{m. d.} \end{matrix} \right. \frac{4,4}{3,3}. \frac{8}{6}, 14, \frac{133\ 100\ 100}{}\ 333$. D = G. 1re loi dermom.

Les eaux de Vichy ont complètement réussi à deux points de la mécanique physique et vitale. 1° Elles ont arrêté le mouvement fonctionnel de 99°, la peau n'a plus produit que 14°. C'est là un repos complet de la fonction. 2° Au point de vue de l'unité de fonctionnalité cutanée entre le côté droit et le côté gauche, de 289, l'état des forces est arrivé à 333.

1882

Moitié du traitement de Vichy. . . $\left\{ \begin{matrix} \text{m. g.} \\ \text{m. d.} \end{matrix} \right. \frac{8,33}{7,21}. \frac{41}{28}, 69, \frac{149\ 300\ 400}{}. 849$. D — 100. 1re loi dermom.

Mme O... quitte Vichy très améliorée, un peu trop surexcitée et trop surélevée.

Dixième observation

Mme Cl..., de Bruxelles, âgée de quarante-huit ans, atteinte d'un diabète grave, vient à Vichy pour la première fois.

1881

Commencement du traitement . . $\left\{ \frac{4,3}{5,4}. \frac{7}{9}, 16, \frac{77\ 80\ 75}{}\ 232 \right.$. D + 5. 2e loi dermom.

Nous n'avons pas pu bioscoper cette dame à son départ, nous l'avons trouvée très faible. Nous sommes sûr qu'à son départ elle avait éprouvé une grande amélioration par les eaux de Vichy.

Onzième observation

Mme Ch..., de l'Allier, est atteinte du diabète depuis quelques années ; elle est âgée de cinquante-six ans.

1881

Fin du traitement. { m. g. / m. d. $\frac{17,27}{13,21}$. $\frac{44}{34}$, 78, $\frac{130\ \ 161\ \ 155}{}$ 446. D + 6. 1re loi dermom.

Les eaux de Vichy ont donné des forces à Mme Ch... et lui permettent de quitter cette station thermale avec l'espérance d'une vie plus longue ; à la condition toutefois de revenir tous les ans à Vichy. Car l'action des eaux a quelquefois une influence qui ne dépasse pas quelques mois.

Douzième observation

Mme Ve Cl..., de la Nièvre, mère d'une belle famille, âgée de soixante-huit ans, atteinte d'un fort diabète depuis plusieurs années, vient tous les ans à Vichy y chercher et y puiser de nouvelles forces et une bonne année.

1881

Fin du traitement. { m. g. / m. d. $\frac{15,11}{3,12}$. $\frac{26}{15}$, 41, $\frac{173\ \ 400\ \ 73}{}$ 645. D + 327. 1re loi dermom.

Mme A..., mesurée au bioscope dermométrique, part avec beaucoup de forces.

1882

Commencement du traitement. . . { m. g. / m. d. $\frac{2,4}{4,4}$. $\frac{6}{8}$, 14, $\frac{75\ \ 100\ \ 200}{}$ 375. D — 100. 1re loi dermom.

Fin du traitement. { m. g. / m. d. $\frac{7,24}{7,\ 9}$. $\frac{31}{16}$, 47, $\frac{187\ \ 118\ \ 343}{}$ 658. D — 215. 1re loi dermom.

Mme Ve A..., a subi une grande amélioration par l'action des eaux. Il nous reste à vérifier si le pronostic défavorable porté par la dermodextrie se réalisera.

Treizième observation

Mlle de F..., d'Alexandrie, âgée de quarante-huit ans, vient demander aux eaux de Vichy une amélioration à un diabète invétéré.

1881

Commencement du traitement. . . { m. d. / m. d. $\frac{10,10}{11,10}$. $\frac{20}{21}$. 41, $\frac{96\ 90\ 100}{}$ 286. D — 101 2e loi dermom.

Fin du traitement. { m. g. / m. d. $\frac{11,16}{10,14}$. $\frac{27}{24}$, 51, $\frac{112\ 140\ 145}{}$ 397. D — 5. 1re loi dermom.

A son départ, Mlle de F... mesure un degré de force dermométrique qu'elle n'avait pas à son arrivée. Les eaux de Vichy lui ont produit une amélioration extraordinaire.

Nous pouvons dire que nous avons enfin trouvé la loi vitale fonctionnelle organique qui est mise en mouvement par la force vitale des eaux de Vichy, bues aux sources.

Les eaux de Vichy bues aux sources reposent les fonctions, activent l'unité fonctionnelle et équilibrent le côté droit et le côté gauche ; autant de ressources précieuses, merveilleuses, pour donner la vie là où elle tend à s'arrêter ou à disparaître. Nous sommes confondu d'admiration devant la puissance vivifiante de ces eaux extraordinaires.

Si nos études de dermométrie et de bioscopie nous ont donné une peine infinie, nous en sommes bien récompensés par le résultat acquis, et nous offrons toutes nos veilles, toutes nos nuits passées, au bien, au salut et à la guérison des malades et à l'honneur de la science.

Quatorzième observation

M. G..., de Paris, atteint d'un fort diabète depuis plusieurs années, est âgé de cinquante-neuf ans.

1881

Fin du traitement. { m. g. / m. d. $\frac{9,12}{7,\ 7}$. $\frac{21}{14}$. 35, $\frac{143\ 100\ 133}{}$ 376. D — 33. 1re loi dermom.

M. G... a terminé son traitement dans les meilleures conditions ; son état de forces est normal dans sa condition, et il doit remercier les eaux de Vichy. Que d'*ex-voto* les malades du diabète devraient semer sur les routes de la ville de Vichy, et surtout autour des sources de la Grande-Grille et des Célestins !

Quinzième observation

M. T..., de Trouville, cinquante-deux ans, est atteint du diabète, pense-t-il, depuis quelques mois à peine. Son docteur vient de s'en apercevoir et il est envoyé à Vichy.

1881

Commencement du traitement. . .	m. g. / m. d.	$\frac{10,18}{5,\ 9}$. $\frac{28}{14}$, 42, $\frac{200\ \ 180\ \ 180}{}$ 560. D = G. 1re loi dermom.
Fin du traitement.	m. d. / m. d.	$\frac{10,11}{7,\ 9}$. $\frac{21}{16}$, 37, $\frac{131\ \ 128\ \ 110}{}$ 369. D + 18. 1re loi dermom.

Dans ce cas, les eaux de Vichy ont considérablement amélioré le malade par un procédé tout particulier. Elles ont diminué la quantité dermométrique et reposé le jeu fonctionnel, et puis elles ont abaissé la vitalité pour la calmer, l'adoucir et l'équilibrer. Mais elles la maintiennent toujours au-dessus de l'équilibre normal, n'abaissant pas ainsi le mouvement fonctionnel.

Nous avons des nouvelles de M. T... par son frère, cette année 1882. Elles sont si bonnes qu'il se dispense de venir à Vichy.

Seizième observation

Mme de G..., du Tarn, atteint d'un fort diabète persistant, vient tous les ans à Vichy chercher une prolongation d'existence qui sans les eaux ne pourrait point se faire.

1881

Commencement du traitement. . .	m. g. / m. d.	$\frac{36,27}{24,33}$. $\frac{63}{57}$, 120, $\frac{110\ \ 141\ \ 77}{}$ 328. D + 64. 3e loi dermom.
Fin du traitement.	m. g. / m. d.	$\frac{14,18}{15,19}$. $\frac{32}{34}$, 66, $\frac{90\ \ 127\ \ 128}{}$ 345. D — 1. 1re loi dermom.

Mme de G... part fortement améliorée, passe une très bonne année et revient l'année suivante.

1882

Commencement du traitement . . { m. g. / m. d. $\frac{18,23}{18,24}$. $\frac{41}{42}$, 83, $\frac{96\ \ 1[illegible]3\ \ 133}{}$,. 362. D = G. 3e loi dermom.

Fin du traitement. { m. g. / m. d. $\frac{19,37}{27,36}$. $\frac{56}{63}$, 117, $\frac{93\ \ 128\ \ 180}{\cdot}$ 481. D — 5è. 3e loi dermom.

Mme de G... est, cette année, fortement améliorée ; comme la précédente année, l'état de ses forces passe de 362 à 481.

Dix-septième observation

Mme R..., du Maps, âgée de cinquante-cinq ans, est une cliente fidèle de la station de Vichy. Elle est atteinte du diabète depuis plusieurs années et nous avons sa direction depuis longtemps.

1881

Fin du traitement. { m. g. / m. d. $\frac{33,39}{30,42}$. $\frac{72}{72}$, 144, $\frac{100\ \ 140\ \ 118}{}$ 358. D + 22. 3e loi dermom.

Nous n'avons pas eu le temps de prendre l'état dermométrique et bioscopique au commencement du traitement, mais nous constatons avec bonheur que Mme R... part de Vichy après y avoir trouvé le bien et la santé que nous lui souhaitions. Ce serait une erreur de croire que les eaux de Vichy enlèvent toujours le sucre du sang. Il y a même des malades qui ne diminuent en rien les quantités qu'ils avaient avant la cure de Vichy. Mais le grand secret que nous révélons par la présente découverte, c'est de montrer que les eaux de Vichy agissent sur les mouvements intimes de la vitalité organique pour donner plus de force à la répartition des nerfs, du sang et de la chaleur vitale.

1882

Mme R... est revenue bien portante avec une moindre quantité de sucre dans ses urines. Le diabète disparaît et guérit.

Fin du traitement. $\left\{\begin{matrix}\text{m. g.}\\ \text{m. d.}\end{matrix}\right.$ $\frac{33,39}{30,42}$. $\frac{72}{72}$, 144, $\frac{100\ 140\ 118}{}$ 358. D + 22. 3e loi dermom.

Mme R... a présenté au départ les mêmes chiffres que l'année précédente. Nous pouvons donc déclarer sa prochaine guérison et proclamer une fois de plus les admirables effets des eaux de Vichy dans la guérison et l'amélioration du diabète.

Dix-huitième observation

M. B..., de Paris, atteint d'un fort diabète depuis plusieurs années, a quarante-deux ans, il vient pour la première année à Vichy.

Commencement du traitement . . $\left\{\begin{matrix}\text{m. g.}\\ \text{m. d.}\end{matrix}\right.$ $\frac{8,20}{4,10}$. $\frac{28}{14}$, 42, $\frac{200\ 250\ 250}{}$ 700. D = G. 1re loi dermom.

Fin du traitement. $\left\{\begin{matrix}\text{m. g.}\\ \text{m. d.}\end{matrix}\right.$ $\frac{21,23}{16,19}$. $\frac{43}{35}$, 78, $\frac{122\ 115\ 105}{}$ 347. D + 13. 1re loi dermom.

M. B... avait au début trop d'excitation dans les forces. Les eaux de Vichy ne l'ont pas affaibli, mais l'ont mis en équilibre et l'ont fortement amélioré. Nous avons appris en 1882, que son état de santé était excellent et qu'il se dispensait de faire une autre saison.

Dix-neuvième observation

Mme G..., femme de beaucoup d'esprit, habitant la Belgique, est atteinte d'un fort diabète et vient pour la première fois à Vichy. Elle ne peut déterminer l'origine de sa maladie. Elle est âgée de cinquante-neuf ans.

1881

Commencement du traitement . . $\left\{\begin{matrix}\text{m. g.}\\ \text{m. d.}\end{matrix}\right.$ $\frac{7,13}{8,15}$. $\frac{20}{23}$, 43, $\frac{88\ 185\ 187}{}$ 480. D + 2. 1re loi dermom.

Quatorze jours de traitement . . $\left\{\begin{matrix}\text{m. g.}\\ \text{m. d.}\end{matrix}\right.$ $\frac{18,33}{24,45}$. $\frac{51}{69}$, 120, $\frac{175\ 190\ 188}{}$ 454. D + 3. 3e loi dermom.

Fin du traitement. $\left\{\begin{matrix}\text{m. g.}\\ \text{m. d.}\end{matrix}\right.$ $\frac{42,36}{36,27}$. $\frac{78}{63}$, 141, $\frac{102\ 77\ 85}{}$ 284. D — 8. 4e loi dermom.

Les effets du traitement étaient finis dès le quatorzième jour, et nous aurions dû nous arrêter à ce moment. Mais comment prévoir les exceptions au traitement de Vichy dont les effets sont si vrais et si mathématiques. Toutefois, la dernière huitaine du traitement de Mme G... n'a pas été favorable parce que, malgré nos avis incessants, elle a trop bu d'eau minérale ; aussi, dès le vingt et unième jour, nous avons constaté au bioscope la loi de faiblesse dermométrique, c'est-à-dire beaucoup de désassimilation et très peu d'assimilation, loi de dépérissement. Mme G... s'est retirée très faible. Cet état a persisté ainsi qu'une lettre nous l'a appris. Nous n'avons pas revu Mme G... en 1882.

Vingtième observation

Sr Aug..., de Lyon, est une habituée de Vichy. Depuis vingt-sept ans elle est fortement diabétique et fortement hypertrophique du foie. Nous lui donnons nos soins depuis quatorze ans.

1881

Commencement du traitement . . } m. g. / m. d. $\frac{14,18}{10,27}$. $\frac{32}{37}$, 69, $\frac{85\ \ 280\ \ 128}{}$ 493. D + 152. 1re loi dermom.

Fin du traitement. } m. g. / m. d. $\frac{7,9}{5,5}$. $\frac{16}{10}$, 26, $\frac{160\ \ 100\ \ 128}{}$ 388. D — 28. 1re loi dermom.

La Sr Aug... part dans la condition normale d'équilibre et d'amélioration occasionnée par l'eau de Vichy et nous sommes bien sûr, malgré toutes ses infirmités, de la revoir l'année suivante.

1882.

Commencement du traitement . . } m. g. / m. d. $\frac{30,40}{26;35}$. $\frac{70}{61}$, 131, $\frac{112\ \ 138\ \ 133}{}$ 389. D + 5. 3e loi dermom.

Moitié du traitement . . . . } m. g. / m. d. $\frac{17,17}{9;12}$. $\frac{34}{21}$, 55, $\frac{156\ \ 139\ \ 100}{}$ 38 . D + 395. 1re loi dermom.

Fin du traitement. } m. g. / m. d. $\frac{4,3}{3;4}$. $\frac{4}{7}$, 14, $\frac{100\ \ 133\ \ 67}{}$ 300. D + 66. 1re loi dermom.

Au départ, la Sr Aug... présente une diminution dans le travail fonctionnel de la peau extraordinaire, de 131 elle est passée à 14. Comme équilibre dans cette fonctionnalité, elle s'est abaissée de 493 à 300, c'est-à-dire l'équilibre absolu. La sœur est donc améliorée comme les années précédentes, et bien que le sucre ne diminue que très peu, la vitalité augmente et les ressources organiques acquièrent assez d'intensité pour obtenir tous les ans une prolongation d'existence d'une année. Comme cela dure depuis près de trente ans, nous souhaitons que cela continue encore et les eaux de Vichy ne décroîtront point de leur mérite.

Vingt et unième observation

Mme P..., de Joinville, quarante-deux ans, est atteinte du diabète; on s'en est aperçu récemment, et le docteur lui a prescrit de suite Vichy.

1882

Commencement du traitement . .	m. g. / m. d.	$\frac{22,32}{5,25}$.	$\frac{54}{30}$,	84,	$\frac{175\ \ 560\ \ 145}{}$ 820.	D + 255.	3e loi dermom.
Fin du traitement.	m. g. / m. d.	$\frac{31,27}{54,31}$.	$\frac{58}{85}$,	114,	$\frac{74\ \ 61\ \ 87}{}$ 222.	D + 13.	4e loi dermom.

Nous avons constaté que Mme P... n'avait pas suivi nos graduations de quantité d'eau minérale, et, par suite, la boisson ayant été trop forte, la malade s'en est trouvée affaiblie, ce que notre hygrodermomètre a constaté. Nous croyons que c'est momentané et que les forces reprendront vite leur équilibre au retour de la malade chez elle.

Vingt-deuxième observation

M. M..., de Lucé, est agé de trente-cinq ans et un de nos habitués. Le diabète s'est beaucoup amélioré chez lui par les eaux de Vichy.

Fin du traitement.	m. g. / m. d.	$\frac{42,57}{42,51}$.	$\frac{99}{93}$,	182,	$\frac{108\ \ 130\ \ 140}{}$ 378.	D — 10.	3e loi dermom.

L'amélioration constatée tous les ans par les signes fournis par le malade nous est indiquée mathématiquement cette année par le bioscope.

Vingt-troisième observation

M. Sch..., de Provins, atteint, à soixante-dix ans, du diabète et de l'albuminurie, vient chercher à Vichy une amélioration et un soulagement à sa maladie.

Fin du traitement. { m. g. $\frac{11,13}{7,6}$. $\frac{24}{13}$, 37, $\frac{184\ 85\ 118}{}$ 387. D — 33. 1re loi dermom.
m. d.

Bons résultats de la saison des eaux. L'état des forces du malade s'est relevé et a acquis le degré dermométrique qu'il doit avoir au départ.

Vingt-troisième observation *(bis)*

1882

M. B..., du Var, atteint de diabète, vient, à l'âge de cinquante-neuf ans, à Vichy, pour la deuxième année. Son diabète est fort.

Commencement du traitement . . { m. g. $\frac{14,14}{14,12}$. $\frac{28}{26}$, 54, $\frac{108\ 85\ 100}{}$ 293. D — 15. 2e loi dermom.
m. d.

M. B... arrive faible sans exagération. Les eaux de Vichy lui relèvent vite les forces, comme nous l'avons constaté au départ du malade ; mais nous n'avons pas pu prendre la mesure vitale hygrodermométrique.

Vingt-quatrième observation

M. J. M..., âgé de soixante-huit ans, vient pour la deuxième année à Vichy pour un diabète des plus forts.

1882

Fin du traitement. { m. g. $\frac{9,11}{7,8}$. $\frac{20}{15}$. 35, $\frac{133\ 114\ 122}{}$ 369. D — 8. 1re loi dermom.
m. d.

Le départ a été fort heureux et l'amélioration constatée.

Vingt-cinquième observation

M. C..., de Vierzon, arrive pour la première fois à Vichy, âgé de cinquante-huit ans et il est fortement diabétique.

1882

Fin du traitement . $\begin{cases} \text{m. g. } \frac{7,10}{5,8} \\ \text{m. d.} \end{cases} \cdot \frac{17}{13}$, 30, $\frac{130\ 160\ 143}{}$ 433. D + 17. 1re loi dermom.

C'est encore un diabétique admirablement modifié et amélioré par les eaux de Vichy. Nous ne saurions trop insister sur cette puissante action du régime vital des eaux bues aux sources, alors même que la quantité de sucre n'est pas amendée par le traitement de Vichy ; les forces vitales sont tellement bien rehaussées et fortifiées que le malade ne sait plus s'il continue d'être malade : il se croit tout à fait guéri.

Vingt-sixième observation

M. Chi..., de Limoges, âgé de cinquante-six ans, atteint de diabète, vient depuis fort longtemps chercher tous les deux ans une guérison relative à sa forte et tenace maladie.

1882

Fin du traitement. $\begin{cases} \text{m. g. } \frac{14,16}{12,15} \\ \text{m. d.} \end{cases} \frac{20}{27}$, 57, $\frac{106\ 125\ 118}{}$ 346. D + 9. 1re loi dermom.

La modification obtenue par les eaux de Vichy a été puissante et admirable comme bien-être et sentiment de la santé et de la guérison. Mais la quantité du sucre urinaire n'a que très peu diminué.

Vingt-septième observation

M. M..., du Nord, est atteint du diabète à l'âge de soixante-neuf ans. Il ne s'en est aperçu que cette année.

1882

Commencement du traitement. . . $\begin{cases} \text{m. g. } \frac{20,22}{20,18} \\ \text{m. d.} \end{cases} \cdot \frac{42}{38}$, 80, $\frac{110\ 90\ 110}{}$ 310. D — 10. 3e loi dermom.

Moitié du traitement. . . . { m. g. / m. d. $\frac{16,15}{17,21}$. $\frac{31}{38}$, 69, $\frac{94\ 123\ 94}{}$ 301. D + 27. 1re loi dermom.

Fin du traitement. { m. g. / m. d. $\frac{7,12}{12,11}$. $\frac{19}{23}$, 42, $\frac{82\ 91\ 171}{}$ 344. D — 80. 1re loi dermom.

Nous avons encore le plaisir de constater à l'aide du bioscope que M. M... a subi l'heureuse influence des salutaires effets des eaux de Vichy. Nous lui conseillons vivement de revenir à Vichy l'année suivante.

Vingt-huitième observation

Mme F..., est venue à Vichy plusieurs années de suite pour s'améliorer d'un diabète fort rebelle.

1882

Fin du traitement. { m. g. / m. d. $\frac{9,17}{8,26}$. $\frac{26}{34}$, 60, $\frac{76\ 328\ 182}{}$ 589. D + 137. 1re loi dermom.

Mme F..., trouvant son amélioration fort grande, quoique partant énervée, excitée, nous promet de revenir l'année suivante.

Vingt-neuvième observation

Mme D... est une de nos clientes habituées à Vichy. Elle est atteinte du diabète depuis dix ans et est âgée de soixante-sept ans.

1882

Fin du traitement. { m. g. / m. d. $\frac{4,4}{3,4}$. $\frac{7}{8}$, 15, $\frac{114\ 133\ 100}{}$ 347. D + 33. 1re loi dermom.

Nous trouvons, à l'aide de notre méthode dermométrique, cette année, la preuve que les eaux de Vichy ont produit un relèvement des forces qui lui permettront de vaquer à ses occupations quotidiennes et de retourner encore l'année prochaine à Vichy.

Trentième observation

M. B... est envoyé pour la première fois à Vichy pour un diabète. Il est âgé de cinquante-neuf ans et est très fort.

1882

Commencement du traitement . . { m. g. / m. d. $\frac{5,8}{5,8}$. $\frac{13}{13}$, 26, $\frac{100\ 160\ 160}{}$ 420 D = G. 1re loi dermom.

Fin du traitement. { m. g. / m. d. $\frac{6,7}{6,7}$. $\frac{13}{13}$, 26, $\frac{100\ 116\ 116}{}$ 332. D = G. 1re loi dermom.

Les eaux de Vichy ont ici diminué les forces pour les mieux équilibrer, pour donner à l'ensemble plus de vigueur Nous avons encore dans ce cas obtenu plus de résultat dans le travail général des forces que dans la diminution de glycose, malgré le régime le plus sévère. Nous espérons revoir M. B... l'année prochaine.

Trente et unième observation

M. B..., de l'Orme, atteint d'un diabète de 100 grammes de sucre par litre, arrivé à Vichy à l'âge de soixante-douze ans.

1882

Fin du traitement. { m. g. / m. d. $\frac{4,4}{3,4}$. $\frac{8}{7}$, 15, $\frac{114\ 133\ 100}{}$ 347. D + 38. 1re loi dermom.

Nous n'avons pas pu contrôler son état bioscopique à l'arrivée, mais au départ nous pouvons affirmer que les eaux de Vichy ont équilibré les forces en les relevant et qu'elles ont produit un salutaire effet. Donc nous conseillons le retour l'année prochaine. L'analyse des urines nous avait laissé un doute.

Trente-deuxième observation

M. M..., de Lyon, nous revient pour la deuxième année, atteint, à l'âge de quarante-cinq ans, d'un diabète persistant et fort grave.

1882

Commencement du traitement. . . { m. g. / m. d. $\frac{12,15}{12,14}$. $\frac{27}{26}$, 52, $\frac{110\ 127\ 127}{}$ 362. D + 2. 1re loi dermom.

Fin du traitement. { m. g. / m. d. $\frac{13,14}{13,14}$. $\frac{27}{27}$, 54, $\frac{100\ 108\ 108}{}$ 316. D = G. 1re loi dermom.

Le malade part dans les meilleures conditions possibles. Nous lui conseillons de revenir tous les ans à Vichy.

Telle est la série de nos observations recueillies patiemment pendant plusieurs années de suite.

Aujourd'hni nous sommes certain d'avoir enrichi la science pratique de la médecine d'une méthode absolument nouvelle, entièrement inconnue à nos prédécesseurs et d'avoir fait entrer pour la première fois les chiffres dans la connaissance des forces physiologiques et pathologiques.

Nous avons de plus prouvé l'efficacité des eaux de Vichy aux incrédules et démontré aux timides que jamais les eaux de Vichy bien administrées, à petite dose, n'ont affaibli ni tué personne.

LE DIABÈTE OU LA GLUCOSURIE

NOTIONS A L'USAGE DES MALADES QUI FRÉQUENTENT VICHY

On désigne sous le nom de *diabète* ou *glucosurie*, une maladie qui se révèle par la présence dans les urines d'une quantité plus ou moins considérable de sucre de raisin ou glucose. Le sucre de betterave, de canne, n'est pas absolument le même que le sucre de raisin.

A proprement parler, le diabète n'est pas une maladie par elle-même, c'est une manière d'être qui a pour cause diverses maladies et divers états physiologiques et pathologiques ou morbides. Nous sommes sujets à ces variations de santé par l'oubli le plus souvent d'un bon régime et d'une bonne hygiène. Les personnes soucieuses de leur santé, rechercheront, tous les jours, le moyen d'éviter le diabète en se nourrissant modérément de fécules, de fruit doux, de mie de pain, de pommes de terre et de sucrerie de toute sorte.

On reconnaît la présence du diabète à l'augmentation de la sécrétion urinaire, à l'augmentation de la soif, polydipsie, à l'augmentation de l'appétit, boulimie, à la sécheresse de la bouche, à l'amollissement des gencives et à un amaigrissement plus ou moins rapide, quoiqu'il faut dire que le diabète se trouve chez les personnes les plus grasses et d'une apparence de santé magnifique.

Quantité de personnes sont diabétiques sans s'en douter. Le diabète reste inconnu souvent pendant des années. Il est latent et si le malade se plaint, on attribue à toute autre cause le sujet de la plainte. Le médecin est bien souvent surpris. Un beau jour, on découvre le diabète, le plus souvent parce que l'on aura demandé à faire l'analyse des urines. Tout médecin a donc le devoir d'analyser l'urine de son malade afin de savoir si elle ne renferme pas de sucre urinaire. Que l'on n'oublie jamais qu'il faut aller à la recherche de la démonstration du diabète par l'analyse de l'urine.

Les symptômes fondamentaux du diabète sont : l'excrétion d'une urine plus ou moins chargée de glucose, glucosurie ou méliturie ; l'augmentation de la sécrétion urinaire ou polyurie ; l'augmentation de la soif ou polydipsie ; l'augmentation de la faim ou polyphagie, ou autophagie.

Formation du sucre

Ce ne sont ni les reins ni les urines qui produisent le sucre contenu dans l'urine du diabétique, l'existence de la glucosurie implique nécessairement la présence dans le sang d'une quantité proportionnelle de glucose. Cet état du sang est passager dans la millliturie simple, il est persistant dans la glucosurie persistante ou diabète. Cet état du sang détermine des modifications dans la circulation.

On ignore *la cause réelle du diabète*, son siège anatomique, son mécanisme ; nous ne pouvons aller au delà de cette altération du sang. C'est elle qui fait toute la maladie ; c'est elle qui tient tout sous sa dépendance ainsi que tous les phénomènes observés. Le sucre diabétique est identique au sucre de glucose ou de raisin, c'est démontré.

Quantité de sucre dans l'urine

Elle varie chez différents malades et chez le même individu ; le chiffre de 200 grammes dans les vingt-quatre heures est ordinaire ; il est des diabètes qui rendent 600 grammes, 700 grammes et 800 grammes par jour.

Il est des malades, c'est le plus grand nombre, qui perdent moins de sucre et même pas du tout lorsque les fécules sont supprimées dans l'alimentation.

Il en est d'autres dont la glucosurie est peu ou point modifiée par cette supression.

Tout dépend beaucoup de circonstances non étudiées et de la période à laquelle la maladie est arrivée.

Caractères chimiques de l'urine

La réaction de l'urine diabétique est ordinairement acide ; sa fermentation est prompte : la pesanteur spécifique de 1.035 à 1.045 ; on l'a vue à 1.050, 1.060.

Pour peu que la quantité de sucre soit considérable, l'urine a un goût sucré ; l'urine diabétique renferme des sédiments d'urates de soude.

La proportion d'urée est variable, le chiffre normal de

l'urée est de 30 à 32 grammes; on peut établir que l'augmentation ou perte d'urée est constante chez le diabétique.

L'acide urique, moyenne quotidienne, est de 40 à 60 centigrammes. Chez le diabétique, la proportion est au-dessus de la normale.

Il n'y a aucun changement constant dans l'acide hippurique.

La créatinine, substance qui vient de la désintégration du tissu musculaire, est dans les proportions normales de 45 centigrammes par jour. La créatinine peut subir une augmentation considérable dans le diabète.

L'acide phosphorique a une moyenne de 3 gr. 15; cette proportion n'est pas changée dans le diabète.

Les sulfates ont une moyenne de 2 grammes; ils s'élèvent à 4 grammes dans le diabète.

Les chlorures subissent un accroissement bien plus considérable; le chlorure de sodium a une moyenne de 11 grammes en vingt-quatre heures; on en trouve jusqu'à 16 grammes chez le diabétique.

Longtemps après l'émission, l'urine diabétique contient des globules de fermentation de forme arrondie et ovoïde.

L'urine diabétique est souvent accompagnée de la présence de l'albuminurie; accident sérieux qui dénote l'adjonction d'une complication importante.

Combien d'urine peut rendre un diabétique

Le minimum est de 3 litres, le maximum de 13 litres en vingt-quatre heures.

La quantité de liquide rendu dans le diabète excède-t-il la quantité de liquide ingérée?

Nasse et Griesinger ont établi que la polyurie des diabétiques n'excédait pas le quart du liquide ingéré.

Complication du diabète

Le furoncle, l'anthrax accompagnent souvent le diabète.

Le phlegmon diffus est encore un des accidents du diabète et il est probable que le pus du phlegmon contient du sucre

L'érysipèle est moins fréquent dans le diabète.

La pneumonie diabétique est due à l'imprégnation glucosurique.

La gangrène devient aussi une complication facile du diabète.

Les troubles de la vue sont très fréquents dans le diabète. Le cas le plus fréquent de ce désordre visuel est la cataracte ; l'ambliopie n'est pas rare.

Indépendamment de l'amaigrissement, de la perte des forces, des désordres visuels, la consomption diabétique cause la phtisie, des troubles de la sensibilité, de l'anesthésie, de l'hypéresthésie, des névralgies, de la sciatique, des convulsions, des paralysies et de l'abaissement de la température vitale.

Le *pronostic* du diabète est fort grave; il faut s'y prendre de bonne heure pour le guérir et le traiter.

Le *diagnostic* repose tout entier sur la constatation du sucre dans l'urine

Dosage du sucre diabétique — Analyse qualitative et quantitative — Procédé de Fehling

Le procédé de Fehling est basé sur la propriété qu'a le glucose de réduire les sels de cuivre dissous dans la potasse à la température de l'ébullition.

On introduit 20 centimètres cube de liqueur de Fehling dans un tube gradué, on fait bouillir, on verse goutte à goutte l'urine diabétique dans la liqueur cupro-potassique bouillante jusqu'à décoloration complète; un excès de glucose détermine une coloration jaune ou brune.

L'opération terminée, on note le nombre de divisions d'urine employée et on obtient par une proportion le titre cherché. Si 20 centimètres cubes de liqueur cupro-potassique sont décolorés par 10 centigrammes de glucose et que les 10 centigrammes de glucose soient représentés par 30 divisions de la burette (ces divisions représentant 1/2 centimètre cube, on a employé 15 centimètres cubes d'urine sucrée), les 15 centimètres cubes contenaient donc 10 centigrammes de glucose, d'où la proportion 15 : 0,10 :: 1.000 : $\times$ = 66,66, ce qui veut dire que 1 litre contient 66,66 de glycose.

De la formation du diabète

Les fécules sont presque totalement transformées en sucre dans l'appareil digestif. Ce sucre absorbé en nature dans l'intestin ne reste pas longtemps dans le sang comme sucre, il est rapidement transformé. Dès que le sang renferme 6 0/0 de sucre, il y a glucosurie. L'absorption du sucre produit dans le foie la matière glycogène ou amyloïde. Le sucre se transforme en graisse.

Théorie de Claude Bernard sur le diabète

Le diabète serait produit par le foie.

Voici comment Claude Bernard [1] comprend l'enchaînement des phénomènes :

A l'état physiologique, le foie produit du sucre au dépens de la matière glycogène qu'il contient; ce sucre est totalement détruit dans le sang à mesure qu'il paraît, de là son absence dans l'urine normale; mais si cette glycogénie hépatique devient active, le sucre ne peut être détruit et la gly-

[1] Claude Bernard. *Leçons sur le diabète et la glycogenèse animale.* Paris, 1877.

cosurie se trouve constituée et si cet état persiste, c'est le diabète avec toutes ses conséquences. C'est donc le foie qui serait le foyer du diabète.

Théorie du diabète, d'après la méthode du Dr Collongues

Les calculs de la dermométrie prouvent que le diabète n'est pas de provenance du sang ni du foie. Car si c'était de cet organe qu'il fût originaire, nous aurions toujours le côté droit du diabétique ou plus fort ou plus faible que le côté gauche. Or, pour le diabétique, le côté droit et le côté gauche suivent une loi de balancement à peu près égale. C'est tantôt le droit qui est le plus fort et tantôt le gauche. Nous pensons que le diabète naît d'une accélération déséquilibée du système nerveux de la vie organique, que son siège est partout dans le système nerveux et sans localisation spéciale; que le sang ne fait que subir le diabète sans être en aucune façon cause de sa genèse. Il s'accommode et s'accorde avec lui, ils font ensemble bon ménage, car il y a des diabétiques qui deviennent fort âgés ; de même qu'il est fort difficile et fort rare de le voir guérir absolument. Sa présence dans le sang ne lui donne pas toujours de la plasticité, de l'épaississement, de la consistance et de la lourdeur. C'est pour cela que la plupart des diabétiques sont tantôt maigres et tantôt gras. Mais le système nerveux de la vie organique est celui qui éprouve la plus grande modification dans son régime. Il prend une inégalité de répartition plus grande, accélère le mouvement normal et active le travail organique d'une manière tellement remarquable, qu'il nous a été possible de découvrir les lois de ce mouvement par le travail de la sécrétion cutanée des mains.

RÉGIME QUOTIDIEN

ET

TRAITEMENT DU DIABÈTE A VICHY

RÉGIME ET QUANTITÉS D'EAU MINÉRALE QUE LE DIABÉTIQUE DOIT BOIRE JOUR PAR JOUR A VICHY

Choix des sources. — Grande-Grille, le matin, de sept heures à neuf heures, et Célestins, l'après-midi, de deux heures à quatre heures.

Du premier au troisième jour de traitement

Quantité d'eau. — Quatre fois le matin, 30 grammes, quatre fois l'après-midi, à cinq minutes d'intervalles.

Tous les soirs avant dîner, une pilule Collongues aux sels de Vichy alterner le n° 1 et le n° 2. Quelquefois deux pilules ; suspendre s'il y a diarrhée.

Régime. — On déjeune à dix heures du matin. On dîne à cinq heures du soir.

On choisira au déjeuner : les bouillons, le bœuf, le veau, les poissons en petite quantité. Ces aliments pourront être pris bouillis, rôtis ou grillés, salés convenablement.

Le vinaigre sera évité. On mangera du pain de gluten.

La quantité d'aliment sera de 300 à 400 grammes.

La boisson sera l'eau des Célestins, source de la grotte mêlée au vin.

On choisira, au dîner : les bouillons, le bœuf, le mouton, la volaille, poulets, poules, oies, canards, pigeons, le gibier, les poissons de toutes les espèces comestibles, les grenouilles. On recherchera la nourriture du pancréas d'un bœuf, d'un veau, que l'on fait frire dans de la graisse si la personne atteinte est fort maigre.

Même boisson, même pain de gluten que le matin.

Du quatrième au sixième jour de traitement

Quantité d'eau. — Quatre fois 60 grammes, matin et après-midi, à dix minutes d'intervalle.

Continuer les pilules Collongues.

Régime. — Au déjeuner de dix heures et au dîner de cinq heures, comme dans les trois premiers jours.

Si la soif est trop forte et qu'on soit pressé de boire en dehors des repas et de la prescription : on choisira l'eau de Seltz, l'eau ordinaire additionnée d'une cuillerée à soupe de cognac, l'eau additionnée de café, de cassis amer ou de quinquina.

Du septième au neuvième jour de traitement

Quantité d'eau. — Quatre fois 90 grammes, matin et après-midi, à quinze minutes d'intervalle.

Continuer les pilules Collongues.

Régime. — Au déjeûner de dix heures, on ajoutera au régime à la viande du matin et du soir un plat de légumes : épinards, céleri, artichaux, scorsonères, haricots verts, champignons.

Régime. — Au dîner de cinq heures, pas autre chose que de la viande et du poissons.

Du dixième au douzième jour de traitement

Quantité d'eau. — Quatre fois 120 grammes, matin et après-midi, à vingt minutes d'intervalle.

Continuer les pilules Collongues.

Même régime au déjeûner et au diner ; ajouter un plat de légumes verts, bien cuits, comme épinards, haricots verts, laitue.

Du treizième au quinzième jour de traitement

Quantité d'eau. — Quatre fois 90 grammes, matin et après-midi, à quinze minutes d'intervalle.

On peut commencer la croûte de pain à la place du pain de gluten,

On peut ajouter aux légumes déjà désignés les suivants : cardons, chicorée, laitue, cressons, olives.

Continuer toutes les viandes : j'ajoute un peu de dessert, fromages fermentés, amandes, noix, noisettes, fraises, sorbets.

Du quinzième au dix-huitième jour de traitement

Quantité d'eau. — Quatre fois 60 grammes, matin et soir, à dix minutes d'intervalle.

On continuera la croûte de pain sans la mie.

On ajoute au dessert les pêches, les pommes et les oranges.

Du dix-huitième au vingt et unième jour de traitement

Quantité d'eau. — Quatre fois 30 grammes, matin et soir, à cinq minutes d'intervalle.

On ajoute au dessert les poires, les prunes.

Le traitement externe comporte les douches, les bains, les bains électriques, les fumigations, les bains thermaux, résineux, les bains vaporifères. Le traitement externe est fort varié et n'a rien de fixe.

Il faut toujours prendre l'avis de son médecin. Il faut beaucoup se promener en plein air et faire beaucoup d'exercice.

Rentré chez lui le malade a le soin de suivre le régime du diabétique et de boire les eaux de Vichy chez soi.

Il y a deux régimes à suivre pour le diabète.

1° RÉGIME DU DIABÉTIQUE

D'APRÈS LE PROFESSEUR BOUCHARDAT

Aliments défendus

Les féculents et les sucres. — Exemples : sucre, pain de toutes les céréales, pâtisseries, riz, maïs et autres graines féculentes ; les pommes de terre, d'arrow-root, de sagou, de tapioca et autres fécules alimentaires ou parties de végétaux qui en contiennent; les pâtes farineuses de toutes sortes, telles que semoules, macaroni, vermicelle etc.

Les haricots, pois, lentilles, fèves, les marrons et les châtaignes, les radis, les raves, les carottes, les navets et autres racines féculentes ou sucrées.

Tous les fruits et particulièrement les fruits sucrés, tels que les prunes et les pruneaux, les abricots, les raisins frais ou secs, les figues, les ananas, les poires, les pommes, les melons, etc.

Les confitures et autres aliments et boissons sucrées; le miel, le lait, la bière, le cidre, les vins nouveaux ou sucrés, les eaux gazeuses, les limonades et autres boissons acides, surtout lorsqu'elles sont sucrées.

La farine de froment et toutes celles de céréales ou de légumineuses, toutes les fécules, ne doivent pas intervenir dans les sauces, de même que la chapelure; elle doivent être remplacées par la farine de gluten, par la poudre de gluten panifiée, ou plus simplement, par des jaunes d'œufs, du beurre ou de la crème.

Le sucre, le caramel, les carottes, les oignons, les navets doivent être également proscrits.

Tous les légumes doivent être blanchi à grande eau, bien égouttés et divisés menus, avant cette opération, si cela est possible.

Aliments permis

Potages. — Potages gras à la viande ou au beurre, ou à l'huile d'olives, ou potages maigres aux choux, aux poireaux, aux œufs pochés, à la purée de gibier, à la pâte de gluten, au gluten granulé pur, à la semoule ou au vermicelle de gluten, toujours sans pain ni farine.

Hors-d'œuvre. — Huîtres, escargots, tous les coquillages; crevettes, homards, tous les crustacés; olives, sardines fraîches ou confites, thon mariné, artichaux à la poivrade, beurre, toutes les charcuteries, jambon au jus ou au épinards, etc.

Viandes. — Bœuf, veau, agneau, mouton, porc frais, bouillis ou rôtis, ou au jus, aux choux, au cresson, aux haricots verts, à la chicorée, aux épinards, aux champignons, aux truffes, à la vinaigrette, au beurre d'anchois, aux pointes d'asperges, à la poulette, sans farine ordinaire ; les rognons, la cervelle au beurre noir, frite avec farine de gluten, etc.

Volailles. — Poulet, chapons, dinde, canard, caneton, oie, pigeon rôtis ou bouillis, au gros sel, à l'estragon, aux laitues, aux olives, aux truffes ou aux champignons; salade de volaille en mayonnaise, galantine de volaille.

Gibier. — Perdreau, bécasse, caille, mauviette, grive, sarcelle, lièvre, lapin, chevreuil, rôtis ou en salmis, aux champignons, aux truffes, à la sauce piquante, en civet.

Poissons. — Tous les poissons, à la sauce aux câpres ou à l'huile, au bleu, au beurre et aux fines herbes, en grattin, en matelotte, au beurre noir, à la marinière, à la tartare, en mayonnaise.

Toutes les sauces blanches doivent être préparées avec le beurre et les jaunes d'œufs sans farine, on avec la farine de gluten ou de son épuré.

Dans les fritures de poissons ou autres, on remplacera la farine ordinaire par la farine de gluten, ou de la farine de son parfaitement épuré.

Œufs. — Œufs frais, sur le plat, au beurre noir, pochés au jus ou sur la chicorée ou aux épinards ; omelettes aux fines herbes, au jambon, aux oignons, aux divers fromages.

Légumes. — Artichaux, choux-fleurs, choux de Bruxelles, laitue, haricots verts, asperges, épinards, chicorée, champignons, salsifis, cardons, truffes, concombres à la sauce, au beurre ou à l'huile, ou au jus, ou à l'huile et au vinaigre, peu vinaigrés, ou frits avec les précautions indiquées plus haut.

Salades. — Laitues, romaine, scarole, chicorée, barbe de capucin, mâches, scorsonère, cresson, haricots verts, choux-fleurs. L'huile et la crème doivent entrer pour une large portion dans leur assaisonnement. Peu de vinaigre ; il peut être remplacé par du vin.

Pâtisseries. — Elles doivent être préparées avec de la farine de gluten, au lieu de la farine ordinaire, d'excellent beurre et des œufs très frais. Voici le mode de préparation du *gateau de gluten* ou de *farine de son épuré.*

Eau, 1/2 litre ; beurre très frais, 110 grammes; sel, quantité suffisante. Faites bouillir; retirez du feu ; ajoutez farine de gluten ou farine de son épuré, 250 grammes; mêlez intimement; travaillez vivement sur le feu afin d'obtenir une pâte très ferme ; retirez du feu, laissez refroidir cinq minutes; ajoutez alors, en agitant vivement, de trois à six œufs frais. Divisez en petites galettes de l'épaisseur du doigt, de la largeur d'une assiette; faite cuire à feu doux pendant environ une demi-heure.

On peut préparer avec la farine de gluten ou de son épuré des crêpes ou des gaufres; également des petits pâtés au jus, aux homards, aux huîtres; des vol-au-vent à la volaille, au riz de veau, au poisson, aux champignons ou aux truffes.

Dessert. — Fromage à la crème, sans sucre, ou fromage de Neufchâtel, de Brie, d'Auvergne, de Gruyères, de Roquefort, de Chester ou de Parmesan, de Stilton.

Amandes, noix, noisettes, cerneaux.

Boissons permises. — Vin vieux de Bourgogne, vieux bordeaux, eau-de-vie étendue d'eau, macération de quinquina, eau de Vichy, bières amères ou Burton bitter ale, bouillon froid.

Aliments par lesquels il faut commencer à revenir à la vie commune, lorsque les urines ne contiennent plus de sucre. — Échaudés, pain de son, pain ordinaire, mais toujours en quantité modérée; préférer la croûte ou le pain légèrement torréfié au four, ou le biscuit marin torréfié, pommes de terre frites, semoule de gluten ordinaire.

Outre les aliments permis, on peut faire intervenir dans l'alimentation les parties gélatineuses des animaux, telles que pieds de cochon, andouilles de Troyes, oreilles ou tête de veau.

On peut associer les feuilles de céleri à la salade, essayer le céleri bien blanchi au jus de viande, les carottes et les navets coupés très menu, blanchis à grande eau et accommodés au jus de viande.

On peut accorder une tranche de melon et les fruits suivants : fraises, pêches, ananas, framboises, groseilles, mais toujours sans sucre. On peut prendre ces fruits conservés par le procédé d'Appert, sans sucre ou à l'eau-de-vie, également sans sucre. On peut essayer les pommes et les poires, mais toujours en quantité modérée, crues et sans sucre.

On peut boire de la bière de garde, mais vieille, non gazeuse, pure ou étendue d'eau.

2° RÉGIME DES DIABÉTIQUES

D'APRÈS LE PROFESSEUR CANTANI,

Professeur de clinique à la Faculté royale de Naples

Aliments

Bouillons. — Faits avec toutes les viandes.

Bœuf. — Toutes les parties musculaires, la cervelle, la langue, le palais, etc.

Veau. — Toutes les parties musculaires, tous les organes internes, cervelles, ris, cœur, poumons, fraises rognons, à l'exception du foie.

Mouton. — Tous les muscles et organes comestibles, excepté le foie.

Agneaux et chevreaux. — Toutes les parties, excepté le foie.

Volailles. — Coqs, poulets, poules, oies, canards, pigeons.

Gibiers. — Gibiers de toutes espèces, à plumes ou à poils.

Poissons. — Toutes les espèces comestibles.

Grenouilles.

Crustacés.— Homards, langouste, crabes, écrevisses, crevettes.

Viandes ou *poissons salés* ou *boucanés*, de toute nature, mais en petite quantité.

Tous ces aliments peuvent être pris bouillis, rôtis, grillés, ou frits à l'huile d'olive ou à la graisse; ils seront salés convenablement. Ils peuvent même être assaisonnés, pourvu que, dans cet assaisonnement, il n'entre ni sucre, ni farine ou fécule d'aucune sorte, ni légumes, ni vin, ni beurre, ni vinaigre, ni jus de citron.

Mais on peut se servir de l'huile d'olive ou de la graisse des animaux; le vinaigre sera remplacé par de l'acide acétique étendu d'eau; de même, le jus de citron, par de l'acide citrique étendu.

La quantité des aliments sera de 600 grammes environ, par jour, de viande pesée cuite, et davantage si la balance montre que le malade continue à dépérir.

Dans le cas ou la dénutrition est très prononcée, et chez les gens très maigres, donner chaque jour de la *graisse pancréatisée*, de 60 à 200 grammes. Pour cela, on coupe en petits fragments le pancréas frais d'un bœuf, ou d'un veau, ou d'un agneau, ou d'un chevreau ; on met au contact une certaine quantité de saindoux, qu'on laisse, pendant trois heures au moins, soumis à cette sorte de digestion artificielle ; puis on fait frire le tout légèrement.

Boissons

Eau pure ou *eau de Seltz artificielle*, auxquelles on peut ajouter de 10 à 30 grammes par jour d'alcool *rectifié* et que l'on peut aromatiser avec les eaux distillées de fenouil, de cannelle, de mélisse, de menthe, de fleur d'oranger, etc.

Médicaments

Après chaque repas, c'est-à-dire trois fois par jour, prendre en six doses, à une demi-heure d'intervalle :

Acide lactique *pur*	1 à 2 grammes.
Eau de fontaine	120 —

ou bien toutes les deux heures ou toutes les heures :

1/2 gramme de bicarbonate de soude,

ou

une verrée d'eau de Vals ou de Vichy,

et immédiatement après,

une demi-verrée (100 grammes environ)

d'une limonade préparée avec :

Acide lactique pur	5 à 20 grammes.
Eau aromatique	20 à 30 —
Eau de fontaine	1 litre.

Chez les enfants ou les jeunes scrofuleux ou rachitiques, remplacer le bicarbonate de soude par l'eau de chaux.

Si ce régime ne suffit pas à faire disparaître la glucosurie, il faudra, après un mois, imposer un *jeûne* de vingt-quatre heure, pendant lequel le malade ne prendra aucun aliment solide, mais seulement de l'eau et du bouillon gras. Après quoi, on reprendra le régime ci-dessus, réduit de moitié en quantité : peu à peu, on augmentera, pour revenir à la quantité normale. Mais si la glycosurie reparaît, nouveau jour de jeûne, puis régime réduit de moitié, qui ne sera augmenté que si la *balance* montre que le malade perd de son poids.

Dans les cas très récents ou peu graves, on peut permettre les *œufs*, le *foie des animaux*, l'*huile de foie de morue* (de 60 à 200 grammes par jour), et les mollusques : *huîtres*, *coquillages*, *escargots*, etc. ; *un peu de vin rouge vieux* (le vin de Bordeaux est le meilleur) ; *un peu de café* ou *de thé sans sucre*.

Exercice au grand air, gymnastique, travail musculaire.

Ce régime devra être continué, *sans la moindre infraction*, pendant *deux* mois au moins dans les cas les plus légers et les plus récents, *trois*, *six* et même *neuf* mois, dans les cas graves.

Le retour aux aliments amylacés ou sucrés doit être gradué, en suivant les indications ci-après.

Aliments qui pourront être successivement concédés à un diabétique qui a suivi le régime ci-dessus, et qui, depuis *deux* mois au moins, n'a plus de sucre dans les urines.

Retour graduel au régime mixte

Épinards, *chicorée*, *endive*, *barbe de capucin*, *laitue*, *romaine*, *pissenlit*, *mâche*, *cresson*, *escarole*, *fines herbes*, *olives*.

Un peu plus tard :

Cardons, *cardes poirées*, *céleris*, *artichauts*, *scorsonères*, *poireaux*, *truffes*, *champignons*.

Un mois après on permettra :

Les *fromages fermentés*, le *vin rouge vieux*.

Après quinze autre jours :

Les *amandes*, les *noix*, les *noisettes*, les *pistaches*.

Un mois ou deux plus tard :

Les *sorbes*, *groseilles*, *fraises*, *pêches*, *pommes*, *oranges acides*.

Ensuite :

Les *poires*, *prunes*, *raisins frais*, les *haricots verts*, les *petits pois*, *tomates*, *melons*, *citrouilles*, les *fromages frais*, le *beurre*, etc.

En même temps, les apprêts de tous genres seront permis, excepté les apprêts au sucre.

Enfin, on ajoutera peu à peu une petite quantité de féculents, *pommes de terre*, *farines*, *pain*, etc.

Pendant toute la durée de ce retour au régime mixte, prendre d'abord une quantité très minime des aliments permis, et rester, à leur égard, dans des limites très modérées.

Faire très fréquemment l'analyse des urines réunies des vingt-quatre heures, et apprendre au malade à se servir des réactifs faciles à employer, la potasse, le sous-nitrate de bismuth. Au moindre retour de la glycosurie, reprendre le régime carné, dans toute sa sévérité.

Quant au sucre de canne, la défense absolue doit être maintenue indéfiniment.

DU MODE D'ACTION DES EAUX DE VICHY

ET DE LA NÉCESSITÉ DES PETITES DOSES GRADUÉES

Deux malades arrivent à Vichy ayant aux deux mains une déperdition de 10° de transpiration, 3° à gauche, 7° à droite : répartition, $\frac{3}{7} = \frac{42}{100^{m}}$.

Le premier malade quitte Vichy, après trois semaines de traitement, avec 5° de déperdition cutanée, et une répartition de 2° 1/2 à gauche, 2° 1/2 à droite, soit $\frac{2\ 1/2}{2\ 1/2} = \frac{100}{100}$.

Le deuxième malade quitte Vichy, après trois semaines de traitement, avec 20° de déperdition et une répartition de 10° à gauche et de 10° à droite; soit, $\frac{10}{10} = \frac{100}{100}$.

Le premier malade qui perdait 10° à l'arrivée n'en perd que 5° au départ ; il s'est donc fortifié de 5°.

Le deuxième malade qui perdait 10° à l'arrivée en perd 20° au départ ; il s'est donc affaibli de 10°.

Les deux malades, qui avaient à l'arrivée $\frac{42}{100^{m}}$ de répartition, ont acquis $\frac{100}{100}$ au départ. Ils ont donc gagné chacun $\frac{58}{100^{m}}$. Ils se sont mieux équilibrés, et le traitement de Vichy les a améliorés tous les deux par une meilleure répartition des forces du sang, des nerfs de la chaleur vitale.

Le malade qui s'est affaibli de 10° de déperdition de plus, s'est fortifié en même temps de $\frac{58}{100^{es}}$ de répartition et d'équilibre général et local.

Pour obvier et remédier à cet affaiblissement de 10° de déperdition nous avons cherché le meilleur moyen d'y pallier, en empêchant les effets défavorables de cette perte exagérée.

Nous y sommes arrivés par la graduation des petites doses d'eau minérale.

Notre étude expérimentale des quantités d'eau nous démontre, d'une manière positive, que les petites doses bues aux sources de Vichy suffisent pour obtenir une meilleure répartition des forces et qu'elles ne peuvent jamais affaiblir le malade.

La conclusion de nos travaux sur la science de la transpiration des mains à Vichy nous oblige à porter à la connaissance des malades :

1° Qu'il leur est défendu de boire beaucoup d'eau minérale ;

2° Que les petites doses graduées suffisent à leur guérison par le rétablissement de l'équilibre vital ;

3° Qu'il vaut mieux boire peu et faire durer un peu plus de temps la saison thermale.

FIN

TABLE DES MATIÈRES

LYON. — IMPRIMERIE PITRAT AINÉ, 4, RUE GENTIL.

NOUVEAUX ÉLÉMENTS DE MATIÈRE MÉDICALE ET DE THÉRAPEUTIQUE

EXPOSÉ DE L'ACTION PHYSIOLOGIQUE ET THÉRAPEUTIQUE DES MÉDICAMENTS

PAR LES PROFESSEURS

NOTHNAGEL ET ROSSBACH

Traduction par le docteur ALQUIER

AVEC UNE INTRODUCTION PAR **Ch. BOUCHARD**

Professeur de pathologie et de thérapeutique générales à la Faculté de médecine de Paris

Un vol. grand in-8 de 860 pages. . . . . 14 fr.

COURS DE THÉRAPEUTIQUE

PROFESSÉ A LA FACULTÉ DE MÉDECINE

Par A. GUBLER

Professeur à la Faculté de Médecine de Paris, médecin de l'hôpital Beaujon, membre de l'Académie de Médecine

Un vol. in-8 de 568 pages. 9 fr.

TRAITÉ DE THÉRAPEUTIQUE MÉDICALE

OU GUIDE POUR L'APPLICATION DES PRINCIPAUX MODES DE MÉDICATION A L'INDICATION THÉRAPEUTIQUE ET AU TRAITEMENT DES MALADIES

Par le docteur A. FERRAND

Médecin des Hôpitaux

Un vol. in-18 jésus de 846 pages, cartonné. . . . . 8 fr.

PRINCIPES DE THÉRAPEUTIQUE GÉNÉRALE

OU LE MÉDICAMENT ÉTUDIÉ AU POINT DE VUE PHYSIOLOGIQUE, POSOLOGIQUE ET CLINIQUE

Par J.-B. FONSSAGRIVES

Professeur de thérapeutique et de matière médicale à la Faculté de médecine de Montpellier, médecin en chef de l'Hôpital général de cette ville.

Un vol. in-8 de 472 pages. . . . . 7 fr.

THÉRAPEUTIQUE DE LA PHTISIE PULMONAIRE BASÉE SUR LES INDICATIONS

Par J.-B. FONSSAGRIVES

Professeur de thérapeutique et de matière médicale à la Faculté de médecine de Montpellier.

Deuxième édition, révisée avec soin et précédée d'une introduction sur la doctrine phtisiologique de Laennec en regard des travaux récents sur la phtisie pulmonaire.

Un vol. in-8, LXIX-560 pages. . . . . 9 fr.

ARSENAL DU DIAGNOSTIC MÉDICAL

MODE D'EMPLOI ET APPRÉCIATION DES PROCÉDÉS ET DES INSTRUMENTS D'EXPLORATION EMPLOYÉS EN SÉMIOLOGIE ET EN THÉRAPEUTIQUE AVEC LES APPLICATIONS AU LIT DU MALADE

Par le Docteur Maurice JANNEL

Un vol. in-8 de 440 pages, avec 262 figures . . . . 7 fr.

TRAITÉ DES MALADIES ÉPIDÉMIQUES

ORIGINE, ÉVOLUTION, PROPHYLAXIE

Par Léon COLIN

Professeur d'épidémiologie à l'école du Val-de-Grâce

Un vol. in-8 de XVIII-1032 pages. . . . . 16 fr.

ENVOI FRANCO CONTRE UN MANDAT SUR LA POSTE

125

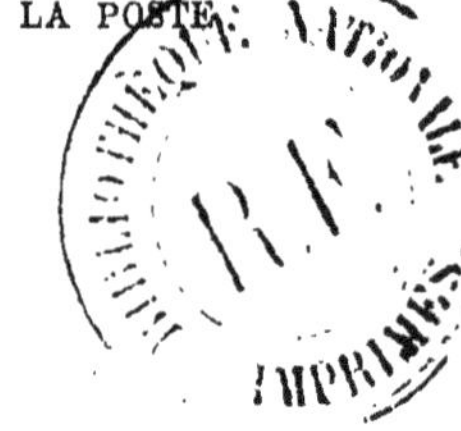

www.ingramcontent.com/pod-product-compliance
Ingram Content Group UK Ltd.
Pitfield, Milton Keynes, MK11 3LW, UK
UKHW022138190726
13855UKWH00003B/1216